MAQUILLA.T

NATALIA BELDA

MAQUILLA.T

AGUILAR

Papel certificado por el Forest Stewardship Council®

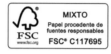

Primera edición: julio de 2020

© 2020, Natalia Belda
© 2020, Penguin Random House Grupo Editorial, S. A. U.
Travessera de Gràcia, 47-49. 08021 Barcelona

Diseño y maquetación: María García Salmerón

Printed in Spain – Impreso en España

ISBN: 978-84-03-51803-2
Depósito legal: B-6318-2020

Impreso en Gómez Aparicio, S. L.
Casarrubuelos (Madrid)

AG 18032

Penguin
Random House
Grupo Editorial

A mi tía Carmen, que sacó de mí una sensibilidad especial para potenciar la belleza de las personas e hizo que sintiera una pasión enorme por el mundo del maquillaje.

A todos los que estáis siguiendo y apoyando mi trabajo.

índice

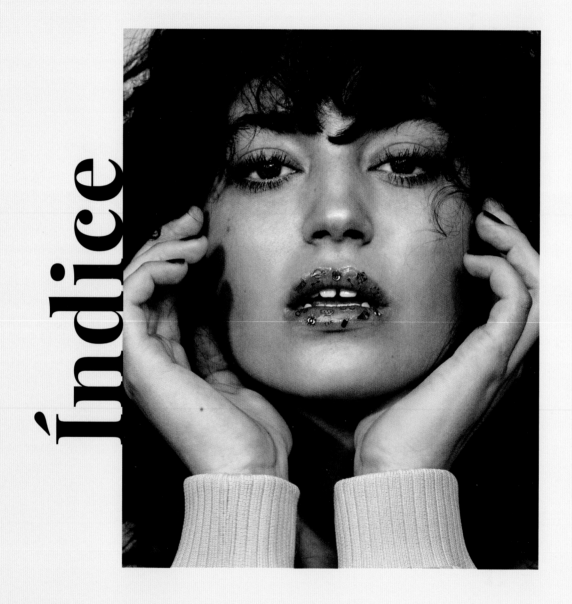

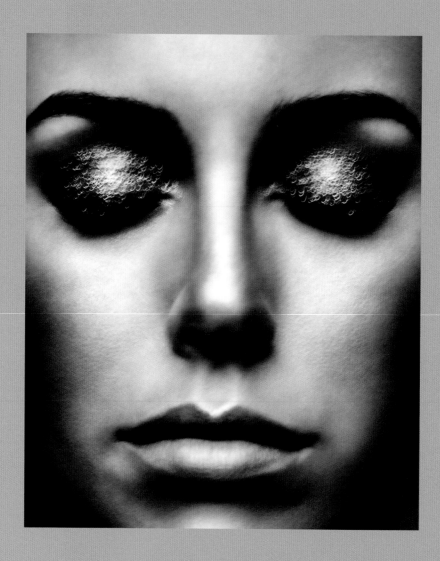

Desde pequeña siempre me ha encantado disfrazarme; casi siempre a mi madre se le ocurrían disfraces que ninguno de los demás niños entendían y tenía que ir explicándole a cada uno de mis compañeros cuál era mi temática... La ropa, accesorios y maquillaje, todo estaba milimetrado y estudiado, sin fisuras. Cuando me disfrazaba de chulapa en San Isidro con ese pedazo de clavel casi del mismo tamaño que mi pequeña cabeza, mi mamá cogía el estuche azul añil perlado con detalles de plata que contenía una barra color carmín y me pintaba los labios, mientras lidiaba con mis movimientos de ninja. Esa barra me la regaló mi abuela, mujer bella y coqueta, muy coqueta incluso con noventa años, siempre con la boca perfectamente pintada. Barra que me ha durado toda la vida, quizá por mi resistencia consciente a gastarla y que aún guardo en mi poder como uno de mis bienes más preciados. Recuerdo su tacto y olor, y cómo también servía para marcar el rubor de mis mejillas de bollito de seis años.

Nunca he creído que uno no pueda ser lo que sueña... Simplemente porque yo lo he sido. Fui la reina Amidala de *Star Wars* con diez, princesa odalisca con siete, un loro con ocho años e incluso fui egipcia con cinco. Hoy con treinta y uno sigo jugando, sigo buscando quién quiero ser. Si me gusto con labio morado o *eyeliner* arcoíris, aprendo a aceptarme con la cara lavada y lucho por que los demás también lo hagan. Intento reír e inventar en esas sesiones con Natalia de ¿y qué hacemos hoy? Cuando tenemos un trabajo por delante y un millón de posibilidades que están a nuestro alcance, somos lo que queremos ser... lo que nos atrevemos a ser. Quizá es fácil decirlo desde mi silla y un poco más complicado llevarlo a cabo, pero uno se siente bien diciendo «sí, llevo rímel azul turquesa, ¿y qué?». Quizá si empezamos por ese «y qué», podamos caminar sin fijarnos en cómo nos miran o en qué mascullan a nuestro alrededor.

Cuando te sientas en una silla por primera vez para que te maquillen, es curioso cómo te sientes desprotegida, pequeña... Incluso sientes que esa persona que tienes delante está escudriñándote, observando cada milímetro de tu rostro. Entonces tu cabeza, que demasiadas veces es traicionera, vuela corriendo a cada una de las imperfecciones que firmemente crees que tienes, y casi como un acto reflejo desearías tapar tu rostro desnudo para protegerte. Pero no, la realidad es que esa persona que tienes delante solo busca tu lado bueno; admira cada rincón y lo trata como oro. Te observa, cuida y mima y crea la mejor versión de ti. Es un proceso de rendición y confianza, incluso, una vez acabado, de aceptación de que tú también eres esa. Honestamente creo que ni mejor ni peor que antes, pero es que esa ¡también eres tú! Todas esas caras eres tú, eres la versión fiesta y la versión domingo por la mañana. La de purpurina o la de hoy no me quito mis gafas de sol XL.

Qué gran fortuna haber podido viajar a través de mí con la ayuda de tus manos Natalia. De haberme podido conocer y aceptar; de haberme podido transformar y jugar.

Ay, rata... mi rata. Silenciosa y con manos de oro. Gracias por compartir con nosotros en estas páginas un poquito de tu sueño hecho realidad: ser maquilladora. Y, después de la transformación experimentada tras pasar por tus manos, acompañar la mirada de miles de personas como yo en ese: *wow*, que ocurre al verte en el espejo. Aún nos queda mucho, nos quedan muchas chulapas, princesas, señoras egipcias... Me queda mucha Blanca que investigar y, después de doce años haciéndolo contigo, quería proponerte algo: ¿qué tal si jugamos un rato más? Venga, saca la purpurina que continuamos...

BLANCA SUÁREZ
Alias «Mi Pequeño Pony»

Natalia

**MAQUILLADORA
PROFESIONAL**

Belda

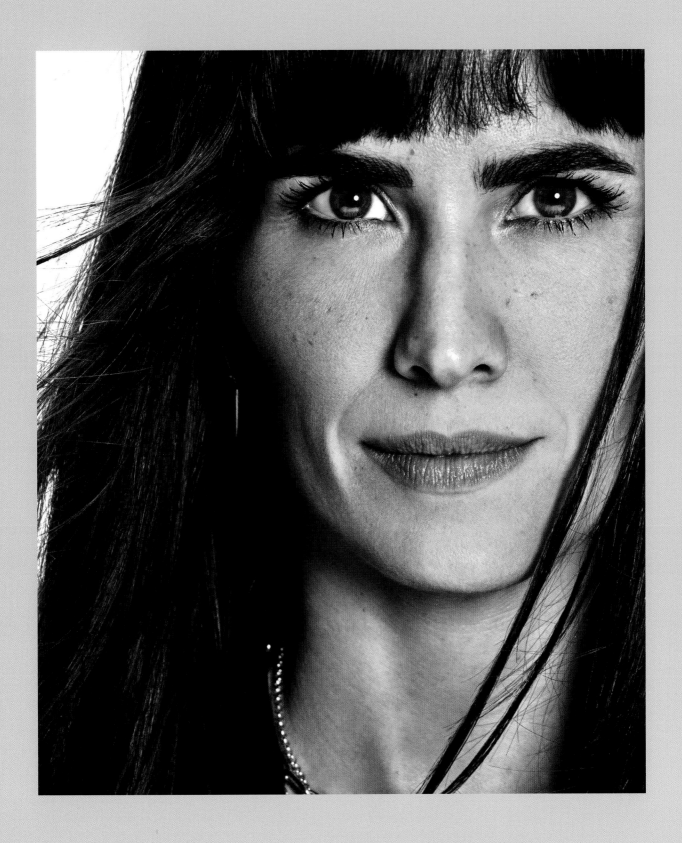

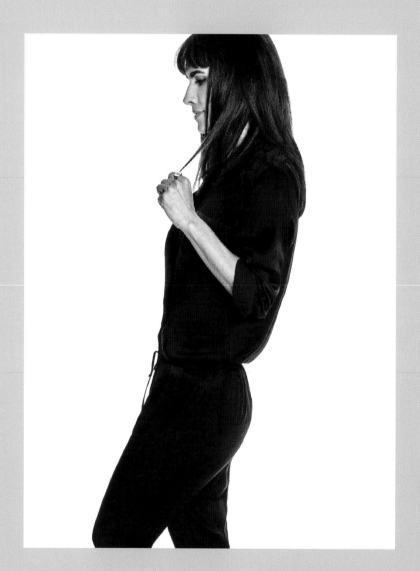

NATALIA BELDA

Secretos profesionales

Hola, mi nombre es Natalia Belda y soy maquilladora profesional. Me gustaría contarte cómo empecé en el mundo del maquillaje. Tengo un hermano mayor, y durante mi infancia le imitaba en cada cosa que hacía o realizaba, como toda buena hermana pequeña. Así que como él iba a clases de dibujo, yo me apunté también. Acudí a esas clases durante años y ahí es donde cogí la base para aprender a maquillar y el gusto por la pintura. Nunca imaginé que sería mi pasión, es algo de lo que me fui dando cuenta a medida que pasaba el tiempo. Creo que el maquillaje tiene mucho que ver con la pintura, aunque en el maquillaje los lienzos tienen unas dimensiones determinadas y son reales. Continué estudiando a la vez que comenzaba a experimentar con el maquillaje en mi propio rostro o en el de mis amigas, utilizando algunos de los productos que me regalaban o conseguía en el neceser de mi madre.

Esos fueron mis primeros pasos, probando diferentes texturas, colores, difuminados, etcétera. Como me gustaba mucho, cuando terminé mis estudios, y sin saber muy bien por dónde tirar, hice un módulo en una escuela de estética en el que una de las asignaturas era maquillaje. Tras finalizarlo, empecé a trabajar con mi tía Carmen en estética en una conocida peluquería, y allí, de su mano, practiqué más el maquillaje, sintiendo que era lo que de verdad me apasionaba. Decidí dejar la peluquería para lanzarme a lo que de verdad me gustaba. Encontré trabajo en una agencia de maquilladores como asistente de grandes profesionales del maquillaje. Ahí también empecé a formarme en peluquería para poder hacer mis propios trabajos, aunque fui aprendiendo poco a poco. Me sentía agradecida porque estaba cumpliendo un sueño, por eso no dejaba escapar ni el más mínimo detalle. No solo aprendí mucho de los grandes, sino también de cada cosa o anécdota que ocurría en esas sesiones de fotos.

El mejor consejo que puedo darte es que si tienes suerte y te encuentras ante una oportunidad como esta, no la dejes escapar y presta atención a todo, ya que es un mundo complicado en el que cuesta meter la cabeza y debes tener muchas ganas y estar muy pendiente de todos los detalles.

Al poco tiempo hice algunos trabajos y, con mucho esfuerzo y pasión, tuve un buen material para poder ir accediendo a distintas revistas. De esta manera me fueron conociendo y llevé a cabo más producciones: de moda, desfiles, alfombras rojas... Y, por suerte, puedo decir que hasta el día de hoy no he parado de trabajar.

La verdad es que se trataba de un trabajo apasionante, pero requiere mucho esfuerzo y sacrificio, ya que tienes que dedicarle mucho tiempo. Si realmente te gusta, merece la pena. Dedicarse a esto es un sueño cumplido porque no es un trabajo sin más, sino algo totalmente vocacional. Como te he contado, llevo toda la vida entre pinceles y no concibo hacer otra cosa que no tenga que ver con lo que hago.

La idea de este libro es enseñarte todo lo que sé, lo que hago cuando maquillo, mi manera de hacerlo y las cosas que utilizo y que son básicas para mí.

Es una idea que me propuso mi editor Gonzalo y que en un principio deseché, pero con el tiempo empecé a darle vueltas. Especialmente al recordar todos los comentarios tan positivos que me llegaban cuando tenía el blog. La verdad es que me hacía muy feliz ver que enseñaba, que mis consejos servían para algo y que los seguidores aprendían de una manera sencilla. Por eso me he embarcado en este proyecto, ya que me gustaría compartir contigo mis conocimientos y porque, además, a día de hoy aún me siguen escribiendo por redes para que haga más vídeos y me gustaría agradecerlo de esta manera. Gracias, Gonzalo, por esa paciencia y confianza ciega en mí y gracias a todos los que me escribís para apoyar mi trabajo y pidiéndome consejos.

He tratado de hacer una guía muy visual y útil para que puedas aprender a maquillarte y empieces a maquillar a otras personas. Lo he expuesto de una manera sencilla, sin entrar en demasiadas complicaciones. Las explicaciones que aparecen en este libro te facilitarán un nivel básico, para que des los primeros pasos sin problema. He querido cuidar cada detalle para que te apetezca consultarlo y aprender cada día de él. No lo dejes abandonado en un mueble. ¡¡Espero que te guste!!

/01/
Material

Utensilios
básicos

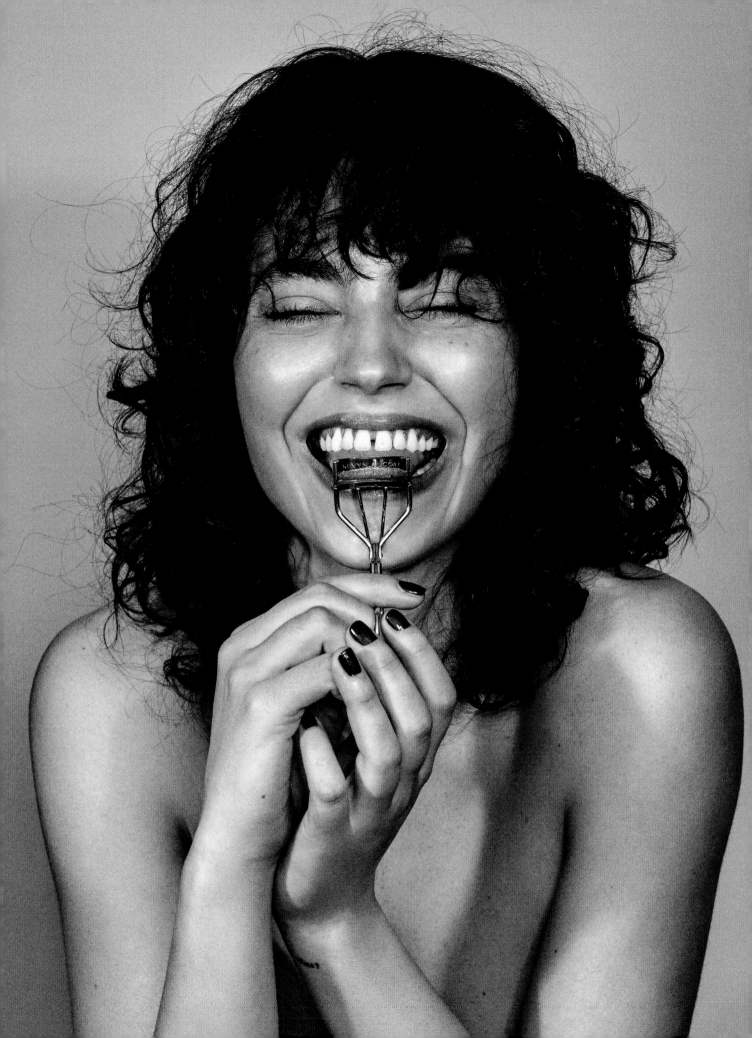

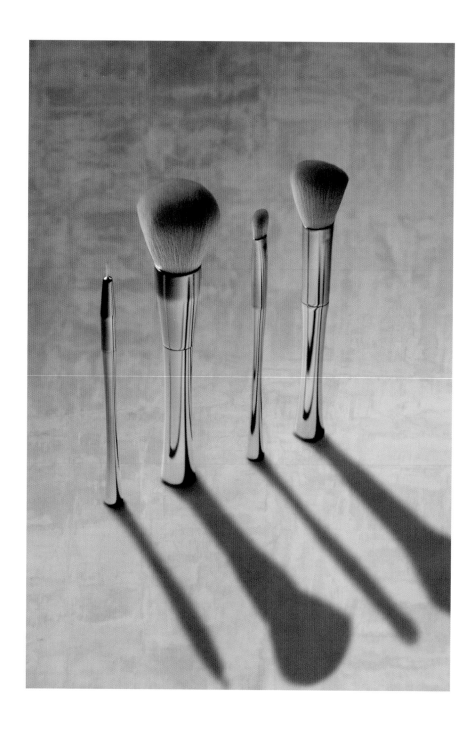

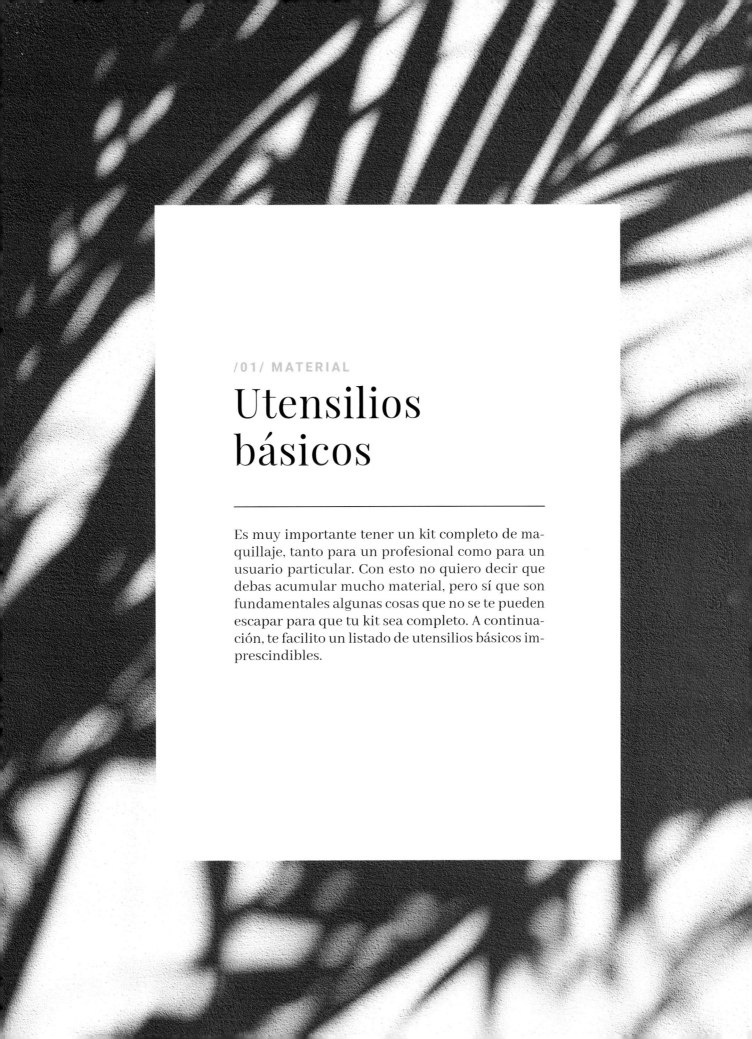

Utensilios básicos

Es muy importante tener un kit completo de maquillaje, tanto para un profesional como para un usuario particular. Con esto no quiero decir que debas acumular mucho material, pero sí que son fundamentales algunas cosas que no se te pueden escapar para que tu kit sea completo. A continuación, te facilito un listado de utensilios básicos imprescindibles.

Brochas
y pinceles

Como vas a ver a lo largo de este libro, disponer de un buen set de brochas es muy necesario a la hora de maquillarse. Si no eres un profesional, no hace falta tener muchas, pero sí las indispensables para poder hacer algo sencillo o algo un poco más elaborado si te apetece. Es decir, todo según tus necesidades. A continuación, te facilito un listado de las fundamentales, donde puedes esmerarte algo más y ser más creativa al maquillarte, y otro con las básicas, para cumplir con un maquillaje simple y eficaz.

No tienes por qué elegir las más caras, pues hoy en día hay brochas baratas que dan buen resultado. Para ello, puedes elegir entre las de pelo natural (origen animal) y las de pelo sintético.

Para ayudarte a decidir entre ambas, te diré que antes las brochas de pelo sintético no estaban muy logradas, pero en la actualidad sí y consiguen muy buenos resultados. Estas brochas tienen a su favor el respeto hacia los animales, no provocan alergia (mientras que las de pelo natural pueden afectar a la piel) y son antibacterianas, pues el pelo sintético es menos poroso que el natural.

Antes de comprarlas, tócalas. El tacto te ayudará a sentir si te van a servir. Por ejemplo, comprueba que no se caigan los pelos (si te quedas con pelos en la mano, es que no son de muy buena calidad).

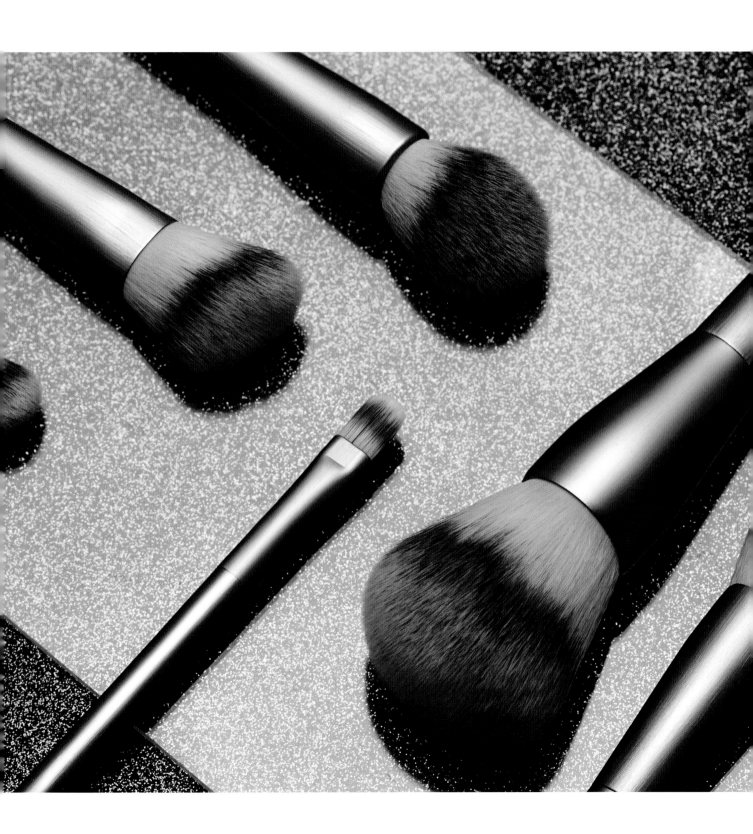

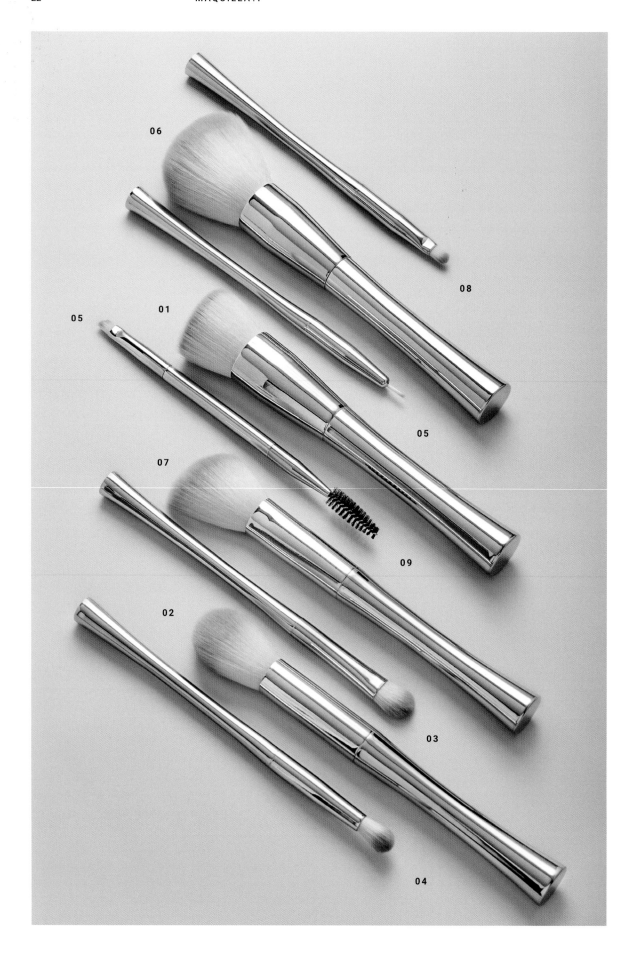

06

08

05   01

05

07

09

02

03

04

Fundamentales

01. Brocha para la base de maquillaje o esponja

Si tu opción es elegir una brocha para aplicar la base de maquillaje, tienes que hacerte con una que se adapte a tus necesidades. Las bases de maquillaje compactas se aplican mejor con esponja, pero para que elijas entre las dos tienes que sentir qué es lo más fácil o cómodo para ti. Hay muchas opciones en cuanto a brochas: plana, redonda, biselada (tiene un corte oblicuo)... Yo suelo utilizar varias, dependiendo de la base de maquillaje, pero para mí la más sencilla, para extender bien el maquillaje y que este quede natural, es la redonda porque además se adapta bien a todos los contornos. También puedes trabajar con una esponja de maquillaje si te resulta más cómodo y sencillo o si quieres trabajar un tipo de base que cubra o marque más el contorno. Hay diferentes formas de esponjas para elegir. La esponja suele durar menos tiempo que la brocha y las dos se pueden limpiar bien para diferentes usos.

02. Brocha para el corrector

Es una brocha similar a la de la base, pero más pequeña y plana para llegar a sitios de más difícil acceso, como la parte inferior del ojo donde están las pestañas, las aletas de la nariz, etcétera.

03. Pincel plano para sombra de ojos

Con este pincel puedes aplicar sombra por el párpado móvil y también, según el tamaño que tenga, poner sombra debajo del ojo.

04. Pincel redondo para sombra de ojos

Con este también aplicas la sombra y, sobre todo, la difuminas para que el acabado quede degradado, sin cortes, haciendo que se pierda entre el párpado y la cuenca del ojo.

05. Pincel para delinear

Puede ser redondo con punta fina, biselado, plano... Aparte de utilizarlo para hacer un eyeliner, sirve para otras cosas que requieren precisión como una línea en la parte inferior del ojo. También si se utiliza el redondo, este puede servir para perfilar la boca si no tienes lápiz perfilador de labios, para meter color con un eyeliner en crema dentro de la línea del agua (raya por dentro del ojo) e incluso para dibujar y rellenar las cejas.

06. Brocha de colorete

Indicada para dar rubor y color al rostro. Puede ser redonda, plana...

07. Brocha de polvo y sculpt

Esta te permite tener mayor precisión a la hora de poner polvo para controlar los brillos, para poner iluminador o para marcar los huesos del contorno del rostro y así crear volúmenes de claro/oscuro para no dejar un maquillaje plano, algo muy importante que después explicaré y entenderás mejor. También puedes elegir varias opciones en cuanto a su forma según lo que te apetezca. Para dar un color homogéneo a la piel, como el efecto bronceado, es mejor que la brocha sea redonda. Para marcar bien los contornos es más útil una brocha afilada o plana.

08. Pincel para labios

Este pincel te ayuda a tener mayor precisión a la hora de dibujar una boca perfecta. Es plano, pero, como comenté antes, con un pincel redondo para delinear el ojo también se va a poder dibujar bien el contorno.

09. Peine de cejas y pestañas

Puede ser redondo o plano. En el caso de las pestañas, el peine sirve para quitar el exceso de máscara y si son muy largas las cepilla y ordena. Los dos tipos de peines son útiles, pero el más común y fácil es el redondo. En el caso de las cejas, este suele ser redondo. Yo lo empleo también para difuminar lo que previamente he dibujado en las cejas y así entremezclar el pigmento con el pelo, dejando un efecto más natural.

Básicos

Si no te maquillas demasiado, puedes hacerte tu kit de brochas y pinceles básicos, adecuándolo a tus necesidades. En el caso de no ser maquillador profesional, hago un resumen de las brochas y de los pinceles que para mí serían necesarios:

· **Brocha para la base de maquillaje o esponja.**
· **Pincel de ojos plano y redondo.**
· **Pincel de eyeliner, que sirve también para las cejas** (este puede ser un pincel fino redondo o biselado plano).
· **Brocha de colorete y polvos.**
· **Peine de cejas.**

Líquido limpiador de pinceles

Este producto es muy fácil de encontrar en muchas marcas y es necesario para mantener el material limpio de restos de pigmento, pues un día puedes maquillarte con una sombra oscura y otro día quizá te apetece hacerlo con una más clara. De esta manera los colores no se mezclarán y no tendrás que repetir tu maquillaje. También es desinfectante, esta es otra de sus funciones principales. Por todo ello es bueno utilizar este producto. Puedes ponerlo sobre un algodón limpiando el pincel con cuidado, siempre a favor del pelo; puedes echarlo directamente sobre el pelo del pincel, o puedes poner el líquido en un recipiente y meter ahí el pincel.

Además este producto es de secado rápido y así es posible utilizar los pinceles pasados unos minutos sin necesidad de esperar horas. Esto resulta útil cuando tienes que maquillar a varias personas seguidas y, como te he dicho, aparte de limpiarlos de pigmento, necesitas desinfectarlos para mantener una correcta higiene de una persona a otra.

Los pinceles también se pueden limpiar con agua y jabón neutro, algo que es recomendable hacer cada cierto tiempo para adecentarlos más a fondo. En este caso, para poder usarlos, hay que esperar unas horas hasta que se sequen por completo por eso es mejor hacerlo por la noche para que por la mañana los puedas manejar sin problema. Asegúrate de que todos están colocados correctamente con el pelo hacia donde tiene que ir y que no se dobla ningún pelo hacia otra parte para evitar que se estropeen.

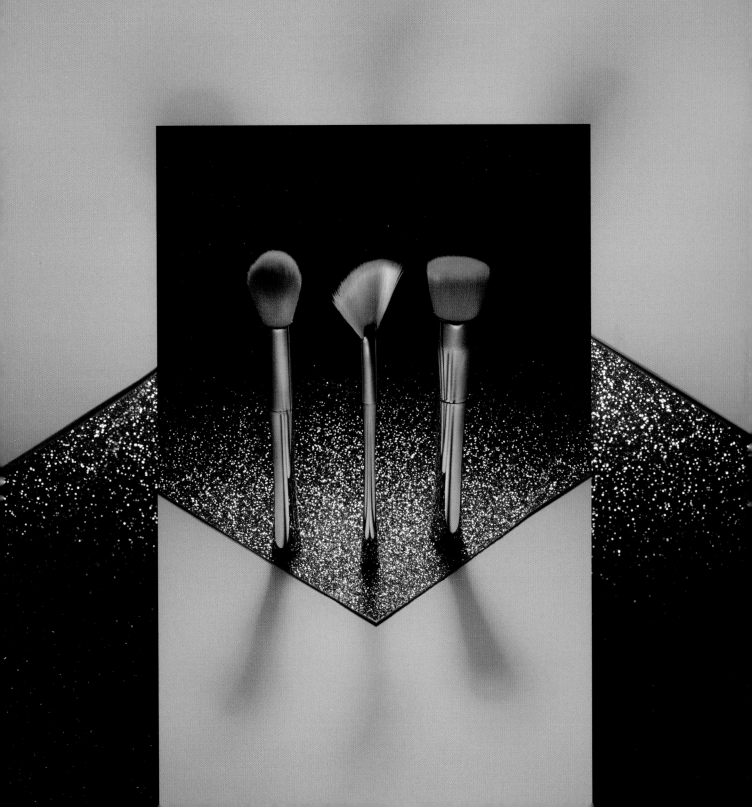

Rizador de pestañas

Para mí el rizador de pestañas es algo fundamental e indispensable a no ser que tengas unas pestañas fáciles de domar o ya levantadas, pues encontrar una máscara que las eleve bien y que haga que se mantengan arriba es complicado. Además, para conseguir el efecto de ojo abierto y mirada levantada, hay que trabajar bien las pestañas.

Es un aparato que cuando se desconoce provoca miedo, pero no hay por qué tenerlo. Si no lo utilizas bien, vas a notar que te haces daño porque antes de apretar fuerte sientes si has pillado alguna zona de piel. En ese caso, lo sueltas y lo vuelves a colocar de manera adecuada, que es pillando solo las pestañas. Una vez que lo has colocado correctamente, aprietas y sueltas varias veces sin tirar hacia fuera, dejando las pestañas más o menos rizadas en función de tu gusto. Con la práctica, cada vez lo harás mejor y más rápido. Verás cómo la pestaña se curva para poder trabajarla con mayor facilidad a la hora de poner la máscara de pestañas.

Su uso va a depender del resultado que desees obtener a la hora de maquillarte. Si quieres sacar más partido a tu mirada y potenciarla, ¡¡rizador sí!! Desde mi experiencia te aconsejo que antes de utilizarlo con otra persona, preguntes primero si le importa porque hay a quienes les da miedo, prefieren hacérselo ellos mismos o simplemente no les gusta. En caso de que no tengan problema, hazlo con decisión para dar seguridad, pero antes de apretar ve poco a poco y pregunta a la persona si está bien.

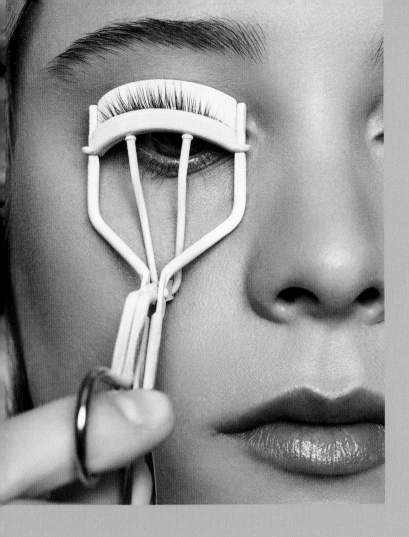

Mi consejo...

Fíjate que siempre tenga goma en la zona donde apoyamos las pestañas para presionar y que no haya peligro de que se partan. Debes hacerlo antes de poner la máscara de pestañas para que no se te peguen al rizador y te lleves un susto arrancando alguna o apelmazando las pestañas con la máscara. Existen diferentes tipos de rizador, encuentra el que te resulte más fácil y cómodo. Para mí el que mejor funciona es el de toda la vida.

Algunas veces la goma no llega a los dos extremos y puede que te encuentres con un ojo muy grande, entonces se quedaría un trozo sin rizar. Un truco para esto consiste en mover la goma del rizador dejando que el final coincida con el lado exterior del ojo que vamos a rizar, ya que es importante rizar y levantar bien el extremo final exterior.

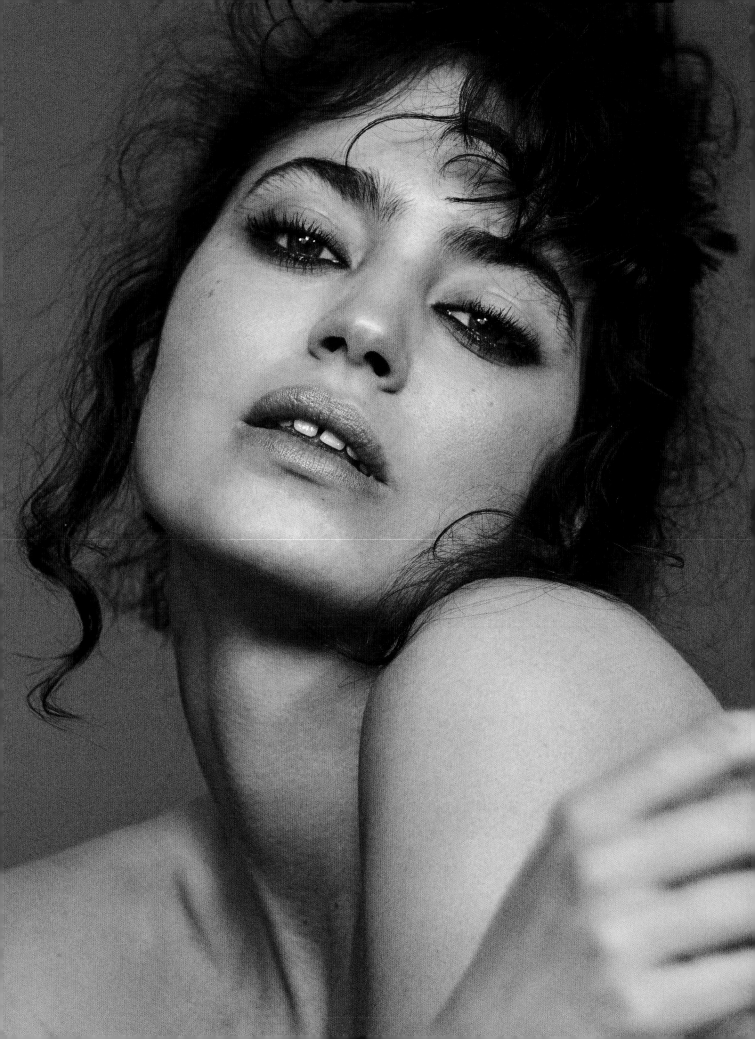

Otros básicos

Sacapuntas

En el sacapuntas nunca reparamos y es un elemento básico que no puede faltar. ¿A cuántas nos ha pasado que hemos ido a hacernos una raya en el ojo o a perfilarnos los labios y no hemos podido porque el lápiz no tenía punta? Tienes que hacerte con uno y meterlo en tu kit para que no te pasen estas cosas.

Pinzas de depilar

Es importante tener unas pinzas, aunque no sepas o no te atrevas a arreglar tus cejas, pues si ves un pelo fuera de su sitio lo quitarás para que el maquillaje quede más limpio.

Si vas a maquillar a alguien, es importante preguntar si le apetece que lo depiles o le quites algún pelo antes de hacerlo, siempre tienes que mostrar respeto y consideración hacia la persona que maquillas.

Bastoncillos

Tienen múltiples usos a la hora de maquillarte y de retocar tu maquillaje. No son indispensables, pero sí muy útiles cuándo tienes que limpiar con mucho cuidado el ojo si se mete algo; secarlo si lloras; para limpiar la máscara de pestañas si toca la piel tanto arriba como abajo; para perfeccionar el delineador o la sombra, etcétera.

/02/
La clave

El cuidado de la piel

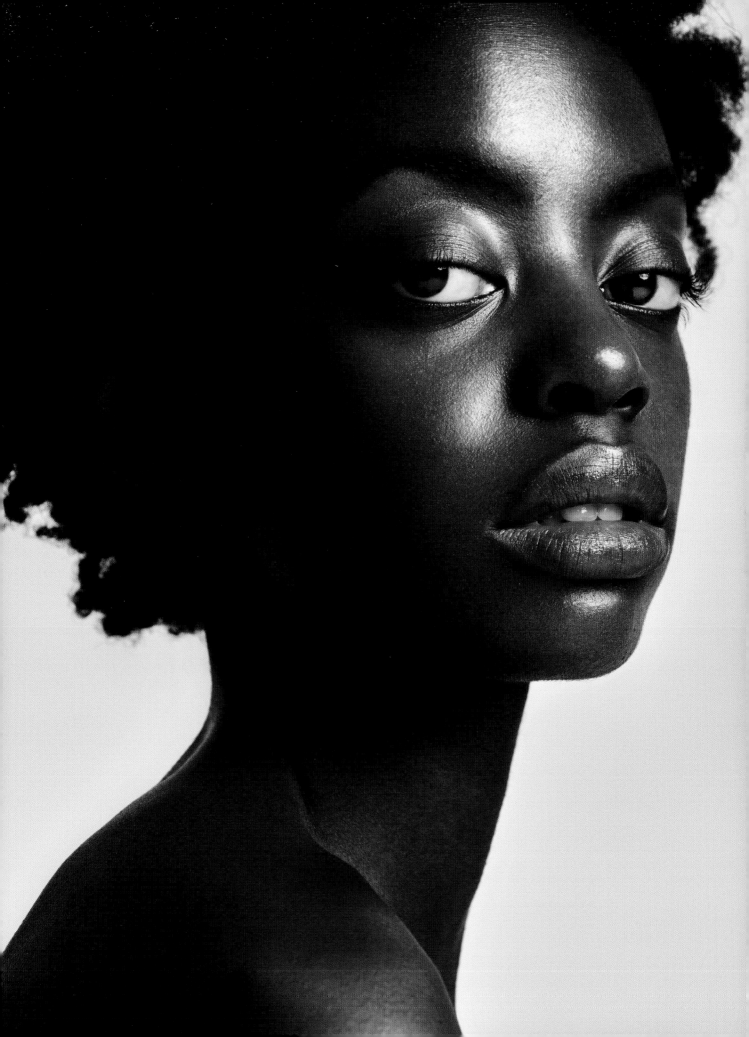

El cuidado de la piel

La piel es el órgano más extenso de nuestro cuerpo. Es muy importante porque a través de ella el cuerpo nos muestra disfunciones y malestares que nos afectan, revelando problemas o emociones que nos alteran.

Es fundamental a la hora de lucir un buen maquillaje. Para ello tenemos que cuidarla con productos específicos. Por eso es importante adquirir una rutina diaria. Primero, limpiar e hidratar la piel externamente, pero también buscar el equilibrio interior, aportando el agua y las vitaminas necesarias para que luzca perfecta. Sobre todo es imprescindible respetar unas horas de descanso que harán mucho bien a nuestra piel.

También es recomendable hacer una correcta higiene por la noche para limpiarla de la polución y las toxinas que acumulamos durante el día, ya que mientras dormimos la piel, al igual que el resto del cuerpo, aprovecha el tiempo y se regenera. Por tanto, si está limpia, podrá respirar y oxigenarse mejor.

A la hora de elegir nuestra base de maquillaje, tenemos que identificar qué tipo de piel tenemos y saber cuál es la mejor opción. La clave es encontrar la textura de la base que mejor le venga a nuestra piel. En general, la mayoría de las pieles son mixtas, es decir, con unas zonas más deshidratadas y otras más grasas. Por eso conviene que antes de elegir la base y comprarla, la pruebes. Entra en la tienda y localiza si tienen un sobre de promoción (es la mejor opción) o un bote de prueba. Después aplícate la base y llévala durante unas horas para ver el efecto real. Lo de probarla en el momento y en la mano no sirve de mucho porque la piel de tu mano no es del mismo tipo ni tiene el mismo color que la de tu rostro. Siempre recomiendo esto para así invertir en un maquillaje que se pueda utilizar realmente.

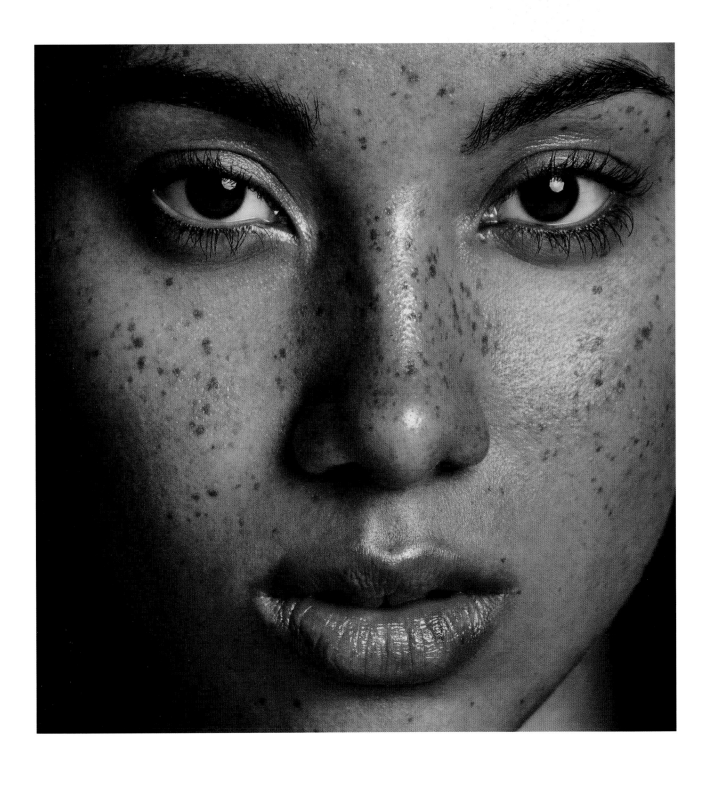

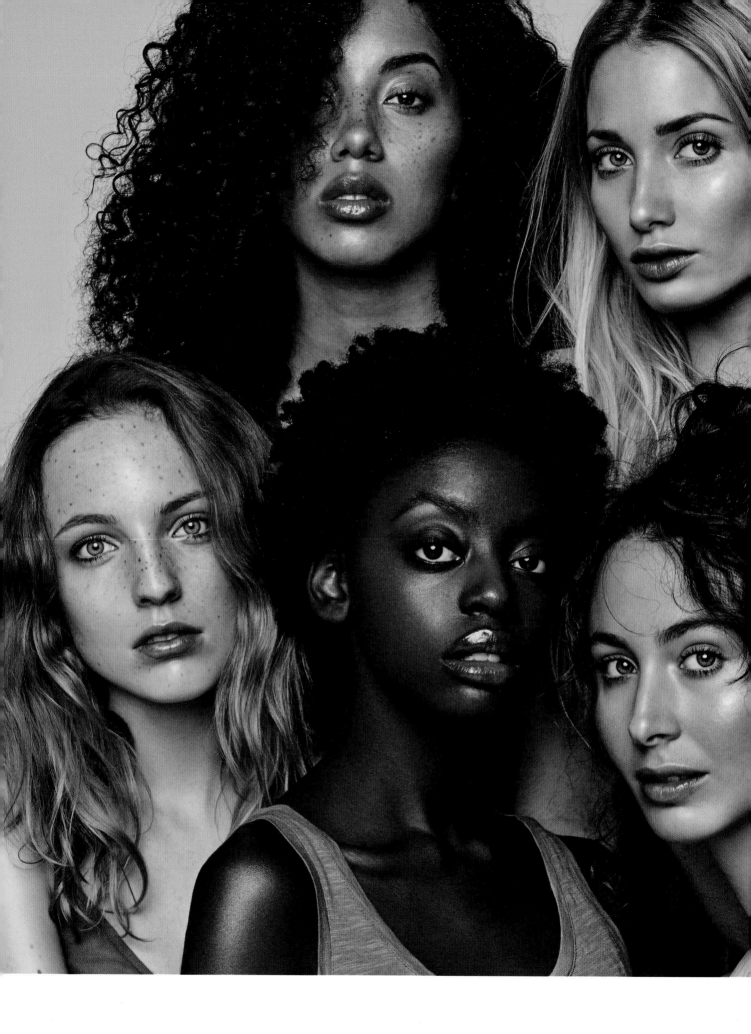

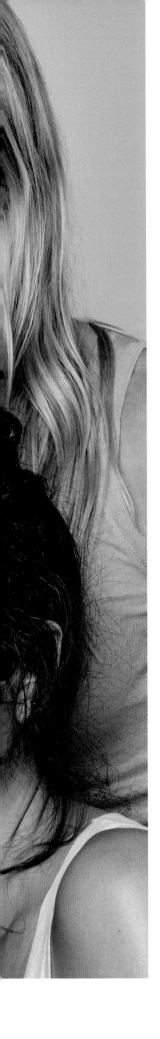

Los tipos de pieles se suelen clasificar en:

Normal
Es una piel equilibrada.

Grasa
Esta es más brillante, con los poros más marcados y en algunos casos granitos y marcas.

Seca
Es una piel más fina con poros apenas visibles.

Mixta
Es el tipo de piel más común, con zonas grasas y algo de deshidratación en otras partes del rostro.

Sensible
Es un tipo de piel que se irrita con facilidad. Puede ser grasa o seca.

Hay más tipos de pieles y con diferentes patologías, pero no voy a entrar en ellas para hacerlo más sencillo. Con estas puedes hacerte una idea.

Mi recomendación para que elijas una base en función de tu tipo de piel es:

Normal
Cualquier tipo de base en función de tu gusto. En mi opinión, una fluida y ligera para unificar el tono y tapar pequeñas imperfecciones.

Grasa
Una base mate que aguante el exceso de brillo. Cubriente, es decir, para tapar imperfecciones en el caso de ser necesario. Puede ser fluida y compacta.

Seca
Una base muy hidratante y, si puede ser, fluida.

Sensible
Es importante probarla antes, dependiendo del tipo de piel y del problema.

«Además del tipo de piel, para elegir la base ideal hay que tener en cuenta el gusto de quien la lleva, es decir, si te decantas por algo más natural o un efecto más marcado, y la edad».

/

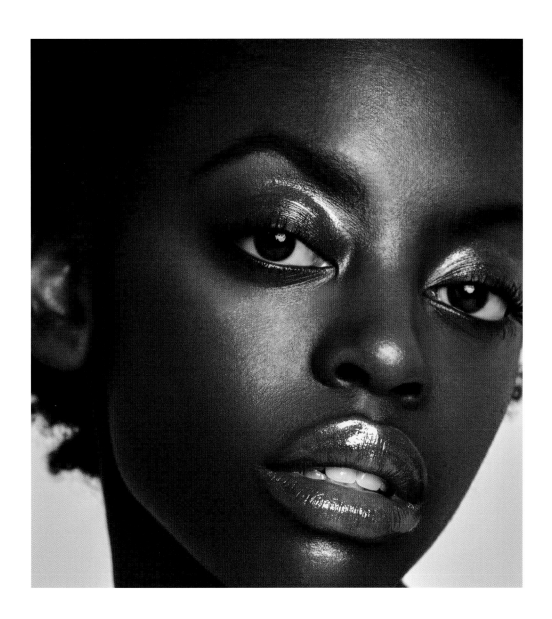

/02/ LA CLAVE

Preparación: hidratación y protección

Antes de maquillarte, siempre debes tener la piel limpia (desmaquillada) e hidratada. Primero te aplicarás tu crema/sérum hidratante habitual o tu factor de protección. Evita que este sea muy graso y, si lo es, no pongas mucha cantidad ni uses otra crema, ni antes ni después, para que el resultado de tu maquillaje sea bueno, ya que el exceso de grasa provoca muchos brillos y que la piel «escupa» ese exceso de producto, haciendo que la duración del maquillaje sea menor.

Es recomendable tener en cuenta el tipo de piel y la base de maquillaje que vayas a utilizar. Si vas a maquillar a alguien, hay que preguntarle qué lleva puesto y mirar su tipo de piel y, en función de eso, decidir lo que necesita, bien una crema ligera, una más hidratante o nada.

Para los labios utiliza también un producto de hidratación que dejarás puesto durante todo el proceso, para que cuando llegues a esta parte la boca esté hidratada y perfecta. Si los labios están muy secos y con pieles, antes de iniciar el proceso, usa un producto exfoliante específico para la boca para eliminar esas pieles secas y después aplica el hidratante para que te quede perfecto, y más si pones un labial de color.

En el caso del contorno de ojos haz lo mismo, pero utilizando un contorno de fácil absorción o algún parche que sea hidratante.

También existen aguas termales con factor de protección con las que refrescar tu maquillaje y además añadirá protección a tu piel a lo largo del día. Son muy fáciles y cómodas de utilizar, refrescan y protegen la piel, pero no olvides que no son específicas para tomar el sol.

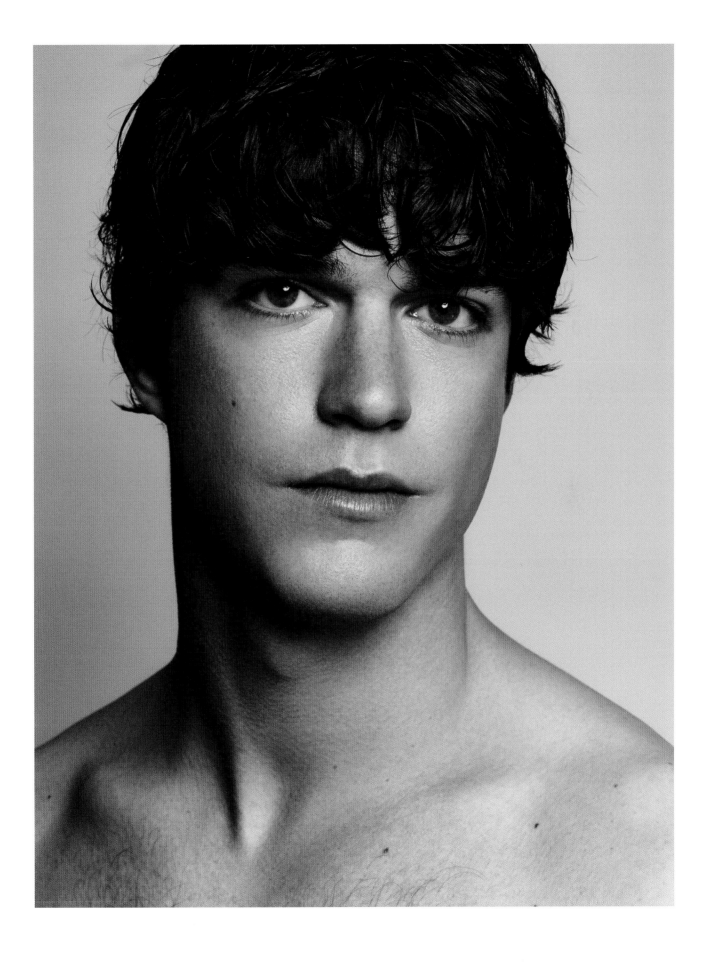

Desmaquillarse

Para desmaquillar la piel puedes utilizar muchos productos, como cremas, leches limpiadoras, agua micelar, etcétera. A mí me gusta usar agua micelar, ya que quita cualquier residuo, no deja grasa ni en la piel ni en los ojos y respeta el pH. Además permite que lo combine con algún jabón o leche desmaquillante y así siento que me queda la piel más limpia.

El agua micelar, al llevar como base agua, admite que te limpies el párpado sin que te moleste en los ojos. Además se seca rápido y no deja residuo alguno de grasa. De esta manera te puedes maquillar el párpado inmediatamente. Este caso también podría darse cuando tienes que maquillar de nuevo.

Antes de ir a dormir puedes utilizar el producto que prefieras en tu rutina habitual. Pero si usas máscara de pestañas waterproof o similar, lo mejor es desmaquillarse con un producto bífasico (agua + aceite) para dejar bien limpio el ojo, ya que a veces el agua micelar no consigue eliminar del todo estos productos.

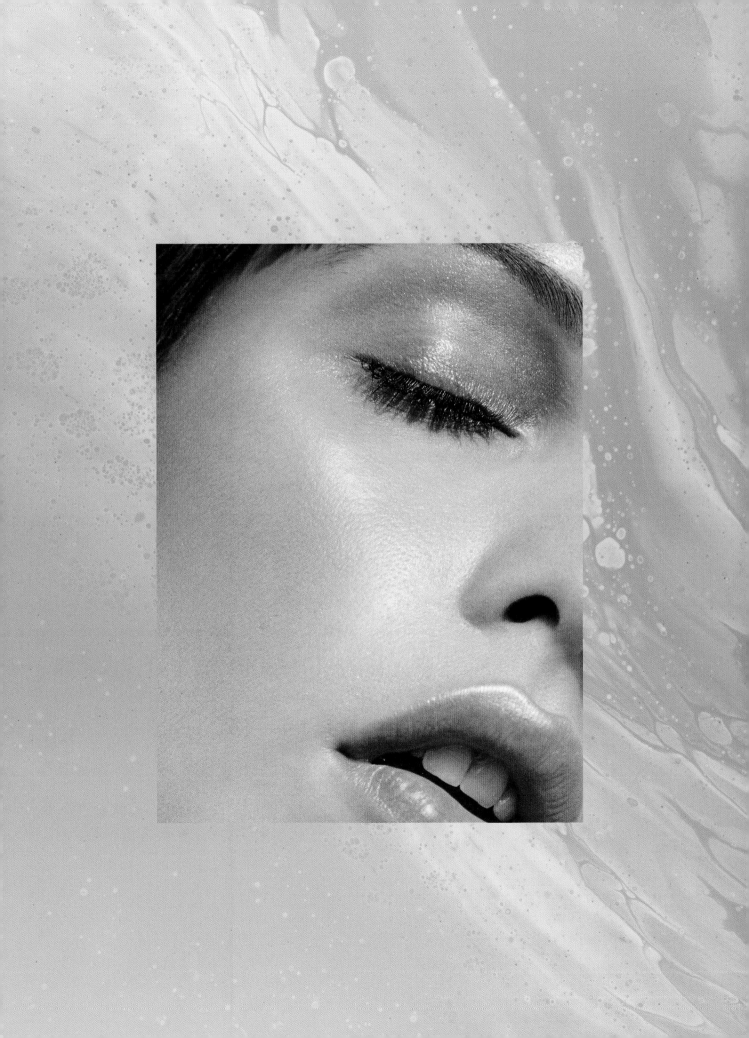

La base de maquillaje

La base de maquillaje es como se llama, de una manera más profesional, al maquillaje. A lo largo del texto emplearé el término base. En mi opinión, la base es lo que tiene que estar mejor trabajado para poder lucir un buen aspecto y conseguir un efecto de rostro y piel perfecto. Para obtener un resultado óptimo y una mayor duración, debes tener en cuenta varios aspectos.

Diferentes tipos de bases

Aquí podría nombrar muchos tipos de bases diferentes, pero pienso que no es necesario, por eso voy a intentar resumir las más básicas, pues quiero que el libro sea una guía fácil para que todo el mundo pueda maquillarse o maquillar, y así lucir un aspecto saludable de manera sencilla. Las bases más comunes son:

Hidratante con color, BB cream, etcétera
Este tipo de producto hidrata y unifica el tono de la piel aportando un poco de color. Es una base perfecta para quien no le guste el maquillaje y no tenga muchas imperfecciones que corregir.

Base líquida
Esta, para mí, es la más común y la que todos conocemos. Actualmente, gracias a que ha mejorado su fórmula, con ella se consigue el efecto deseado, desde una piel que necesite menos cobertura hasta una que precise más cantidad de producto y más duración. Su cobertura puede ser ligera, media o alta. Perfecta para cualquier edad. Tiene distintos acabados, por ejemplo, mate o normal u otras opciones.

Base en crema o compacta
Antes se recomendaba para pieles que necesitaban una mayor cobertura, pero hoy en día su fórmula ha evolucionado mucho y, por tanto, proporciona una cobertura mayor o menor en función de la base y de cómo se trabaje, alcanzando el acabado deseado según la cantidad que utilices. Por regla general, con la base en crema o compacta se conseguirá un grado de cobertura mayor debido a que suele ser un producto más denso.

En resumen...

Base ligera
Todo tipo de pieles, pero más recomenda-
das en pieles que no necesitan demasiado.

· **Base líquida agua**
Pieles normales/grasas.

· **Base líquida aceite**
Pieles secas.

Base crema
Todo tipo de pieles, pero más adecuada
para las que tienen imperfecciones debido
a su mayor cobertura.

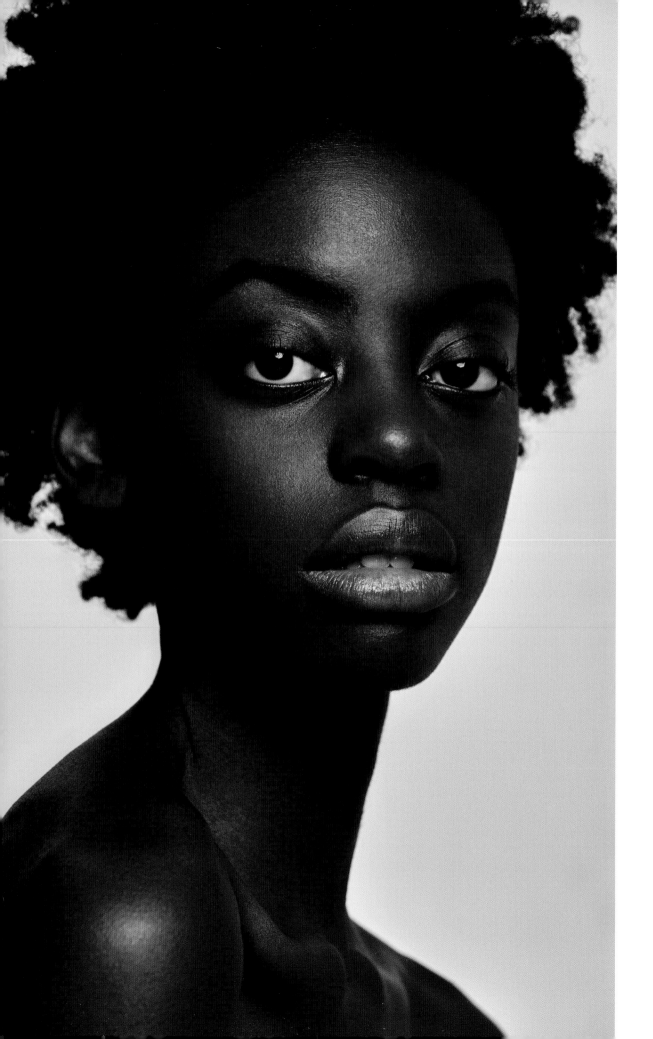

Diferentes tipos de efectos

Fluido. Es lo que anteriormente te he explicado en el apartado de base líquida. Puede tener diferentes tipos de textura: ligera, densa, mate, brillo...

Compacta. Para personas que quieran tapar imperfecciones y a quienes no les gustan los brillos. Generalmente suele ser más densa.

Nude. Es el efecto de una base apenas perceptible. Para quien busca un efecto natural, como si la piel no llevara nada.

Satinada/luminosa. El efecto es de una piel jugosa y brillante. Se puede poner tan solo en las zonas deseadas. Tiene una textura conseguida con un fluido iridiscente.

Diferentes tipos de colores

Este es un factor muy importante a la hora de conseguir que tu maquillaje quede perfecto. Primero pruébatelo y tira medio tono hacia arriba del color de tu piel, porque después, cuando pongas iluminadores más claros para crear un efecto de luz, te quedará todo acorde a tu tono. Medio tono apenas es perceptible. Si aplicas el tuyo o uno más bajo después, con el corrector o iluminador, todo se notará más claro. Recuerda que solo es medio tono por encima. Con todo esto crearás un efecto natural, aunque habrá a quien le guste ir con la piel más clara o más oscura. Pruébatelo siempre con una luz natural, a la luz del día, ya que el color cambia con la artificial, y directamente en la cara porque, como ya te he dicho antes, si te lo pones en la mano, el color va a ser diferente.

Diferentes tipos de cobertura

En la actualidad, los maquillajes emplean unas fórmulas para conseguir un aspecto natural, independientemente del grado de cobertura que tengan. Yo, dependiendo de la cobertura que necesite, lo que hago es utilizar una base más ligera por toda la piel e insisto en aquellas zonas donde necesito tapar imperfecciones. Es decir, en esas zonas aplico más producto. Si no es suficiente, uso un corrector o una base más cubriente para esas partes del rostro. Puedes mezclar diferentes tipos de base acorde a tus necesidades, de lo único que te tienes que asegurar es de que sean del mismo tono.

Diferentes maneras de aplicación

Brocha/pincel. Recomendado para una base líquida. Hay que trabajarla bien por toda la cara sin importar la manera, pero siempre es más fácil si lo haces del centro hacia fuera y después difuminas bien los contornos para que desaparezcan los cortes. En el caso de las brochas redondas, puedes trazar pequeños círculos para calentar el producto y que se funda mejor en la piel.

Esponja. Recomendada tanto para una base líquida como para una compacta. Recuerda que en las zonas donde quieras afianzar una mayor cobertura, puedes insistir con la esponja depositando más producto, como si quisieras introducirlo en la piel con pequeños toques.

A veces no necesitas poner la base de maquillaje por toda la piel. Se puede aplicar de una manera ligera por todo el rostro para dar un aspecto uniforme o solo en aquellas zonas que lo necesiten. Hay que tener cuidado con el cuello para que no quede un efecto máscara. Presta mucha atención a este aspecto y difumina bien para que no se vea el corte. Con lo que te quede en la brocha o esponja, baja hacia el cuello para que te quede uniforme de tono y textura, y la base se pierda ahí, pero ten un poco de cuidado, no vayas a maquillar el cuello en exceso y manches además la ropa.

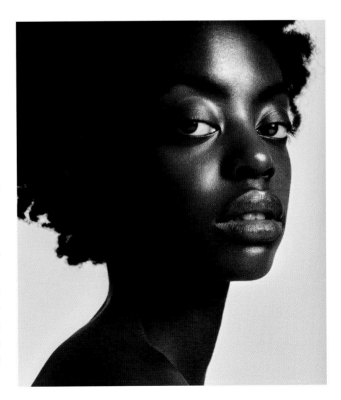

/03/
Corrector e iluminador

Un mundo complejo

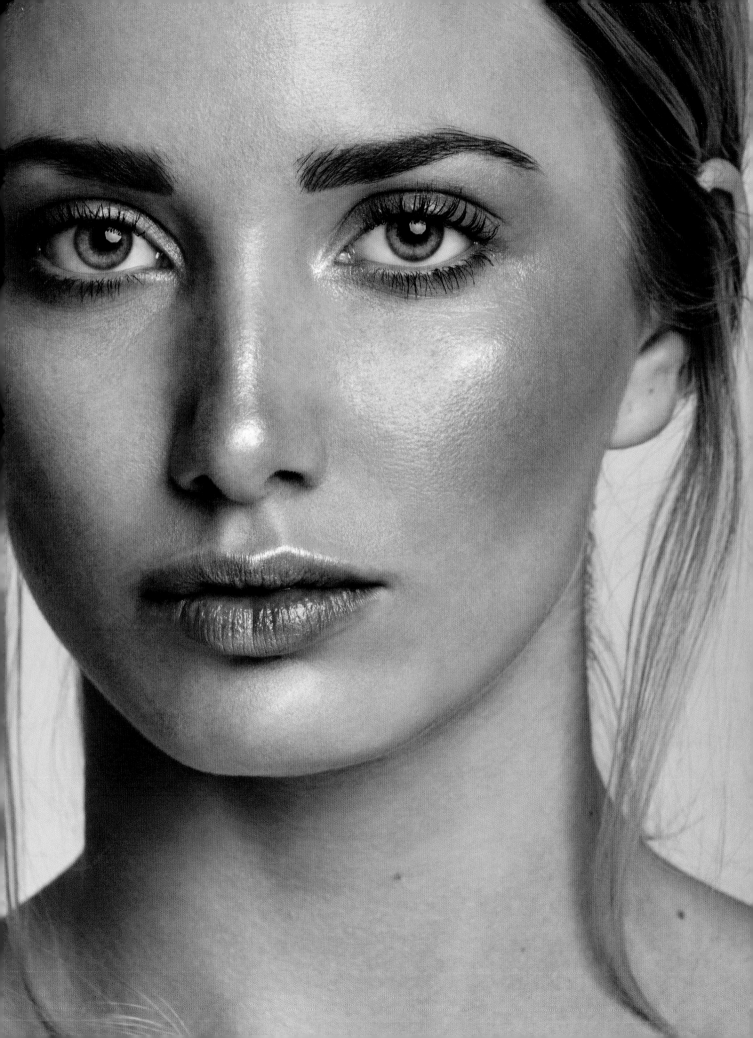

Un mundo complejo

Cuando empecé a escribir este libro, pregunté a mis amigas y amigos cuáles eran sus dudas a la hora de maquillarse. Y coincidieron en que lo que más les costaba era «el mundo del corrector». Por eso en este capítulo voy a intentar explicar y aclarar todas las dudas al respecto.

Mucha gente se hace un lío con términos como «iluminador» o «corrector» y no saben diferenciar bien qué es cada cosa, dónde se aplica y cómo. Supongo que a ti te puede pasar lo mismo. En primer lugar, y para que sirva de aclaración, tienes que saber que el corrector no solo sirve para tapar ojeras o imperfecciones, sino que también ilumina, pues si lo pones más claro te da esa luz con la que consigues el volumen que necesitas. Repito, al dar luz, iluminas. Si te queda claro esto, te darás cuenta de que ambos productos pueden tener una función similar, solo hay que ser consciente de la textura del producto (que sea más cubriente o más ligero).

Iluminador

Por lo general, el iluminador es más ligero, pues su función principal no consiste en cubrir, sino en iluminar. El acabado de este producto es más o menos brillante, según donde lo apliques. Su función es dar luz y resaltar más la zona.

Existen muchos tipos de iluminadores en función de su textura. Estos pueden ser en polvo, crema o líquido. Por otra parte, tienen colores, es decir, pueden ser blancos, dorados, rosas, naranjas, porque además de dar luz también se utilizan para aportar brillo. Por tanto, estos pueden ser muy brillantes o satinados. Con los colores jugarás a llevar el maquillaje a una tonalidad más cálida (los dorados y su gama) o a una más fría (blanco o plata). Por todo esto, en un maquillaje emplearás el corrector para tapar imperfecciones o para aclarar algunas zonas y encima pondrás un iluminador para resaltar más el maquillaje con el brillo del iluminador y también jugar así con la tonalidad.

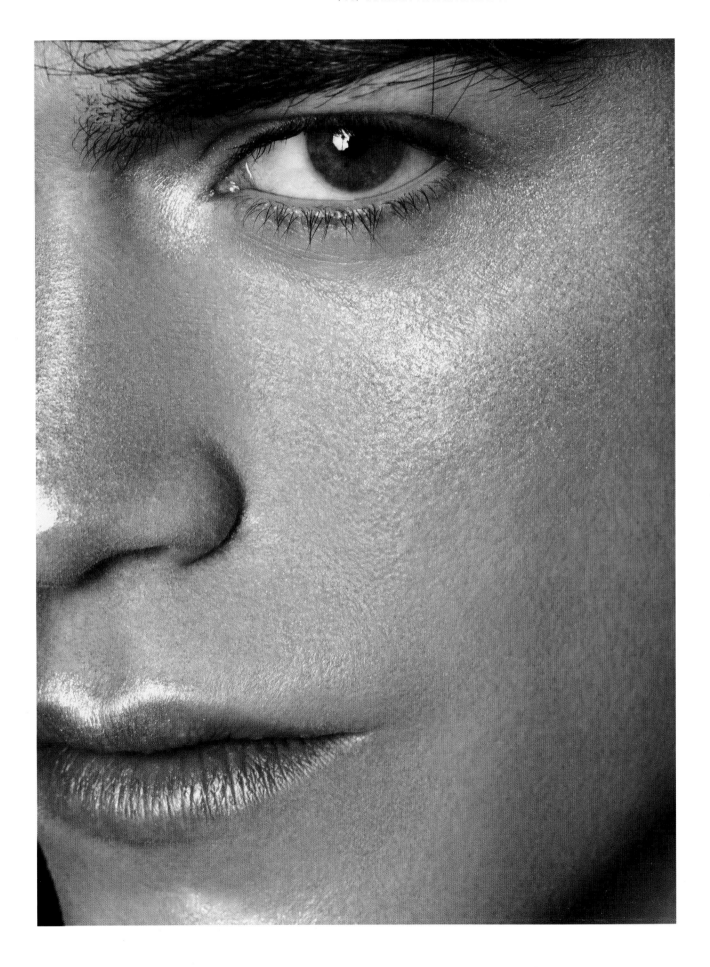

Corrector

El corrector, a diferencia del iluminador, nunca ha de tener brillo. La función principal del corrector es tapar, aunque, como has visto, puede dar luz si utilizas un tono claro.

Te ayuda a cubrir las ojeras y a aclarar esa zona si lo deseas. Existen correctores más densos y de diferentes colores. Los más densos sirven para tapar ojeras muy marcadas e imperfecciones más visibles de la piel, pero ¡ojo!, al utilizar un corrector en la piel para cubrir, por ejemplo, una marca o granito, este ha de ser del mismo tono que la base que te has aplicado, ya que normalmente, salvo excepciones, el que empleas para la ojera es algo más claro (medio tono menos que la base) para crear ese efecto óptico de luz.

Aquí te encuentras con lo complicado y es que tienes que elegir bien el color del corrector en función del tono de la ojera. Por ejemplo, para un tipo de piel clara con ojera poco marcada es más sencillo, pero cuando esta se marca mucho, tienes que ser muy preciso en la elección del color. Si la ojera es muy oscura, no puedes decantarte por un tono muy claro, más bien ha de ser un tono como el de tu piel, y después en la zona del final del ojo meterás un color más claro para iluminar y crear un efecto de luz para que se difumine la oscuridad de la ojera.

Otro factor que no puedes obviar es el de la edad en la que ya aparecen arrugas en el contorno del ojo. Si utilizas un producto muy denso, vas a hacer que estas arrugas se marquen más. Para ello, te recomiendo utilizar un producto más ligero, aunque tengas mucha ojera y trabajarla, intentando poner la menor cantidad en esta zona del ojo. Para que no se marque la ojera debes hacer un pequeño triángulo, y no en forma circular como el ojo, tapando pero saltando la zona de las arrugas. Para mí la mejor manera de trabajarlo es con los dedos, con pequeños toques, como si quisieras meterlo en la piel, calentando bien el producto, o con una brocha que te permita llegar a todas las pequeñas zonas.

Mi consejo...

ILUMINADOR

Si tienes arrugas o la piel que maquillas es de una persona con más edad y se le marcan las líneas de expresión, te recomiendo que utilices los iluminadores en crema o gel porque dejan un efecto más natural de brillo en la piel; sin embargo, el polvo la reseca y hace que las arrugas se marquen más.

CORRECTOR

Cuando lo hayas aplicado, pasa un bastoncito por la zona de las arrugas y quita el exceso de producto. Esto te ayudará a que se marquen menos.

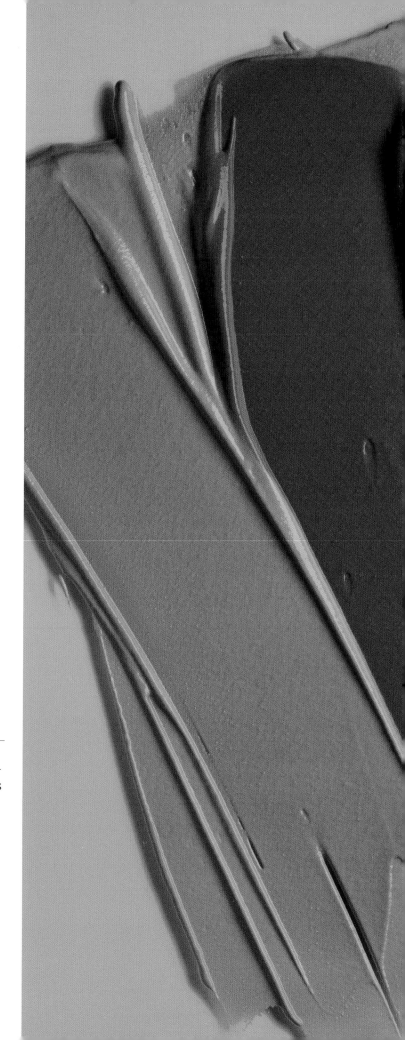

Corrector

Existen correctores de colores, como antes mencioné, que sirven para neutralizar los diferentes tonos en la piel:

Verde
Para rojeces, granitos o marcas rojizas.

Melocotón/rosado
Neutraliza zonas verdosas, moradas.

Amarillo
Zonas oscuras.

Lila/violeta
Exceso de matiz amarillo.

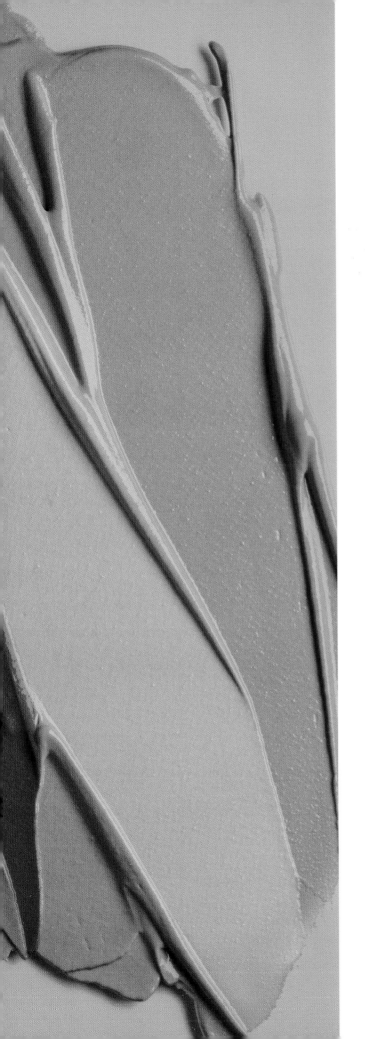

Yo no suelo utilizar estos correctores a no ser que sea un caso específico y, de verdad, lo necesites, prefiero no poner mucho producto en esta zona para crear un efecto más ligero y natural.

El consejo que puedo darte en esta ocasión es que si tienes una ojera muy marcada y te cuesta mucho taparla, lo mejor es no obsesionarse con ello. Lo que hay que hacer es intentar disimularla de una manera sutil y sacar más partido a tu piel o a tu ojo. Por ejemplo, puedes poner una máscara de pestañas para resaltar mucho el ojo y que la ojera quede en un segundo plano, pues a veces cuanto más quieres taparla, más aparece. Si pretendes eliminarla por completo, necesitas aparte del corrector, una buena luz.

En muchas fotos de revistas que vemos la iluminación tiene un papel fundamental. Tú misma habrás comprobado más de una vez que al hacerte un *selfie* depende de la luz si sales genial o si se te notan todos los defectos por las sombras, así que como no podemos ir todo el día con una luz delante, te animo a que sigas mi consejo y no te obsesiones con querer tapar una ojera muy marcada porque esta te va a salir más y te vas a frustrar. Tápala lo que puedas y resalta lo demás.

En el maquillaje, gracias a la evolución del producto, no existe un orden estipulado para el proceso. Yo te recomiendo que primero pongas la base de maquillaje, salvando la zona de la ojera para que no quede un exceso de producto, y después el corrector, porque si lo haces al revés, quitas ese triángulo de luz. Y, por último, solo si quieres dar este paso, aplica el iluminador para dar más luz o brillo a la zona.

Te dejo unas fotos en las que puedes ver la aplicación del corrector y del iluminador y en las que además vas a apreciar bien la textura diferente del producto.

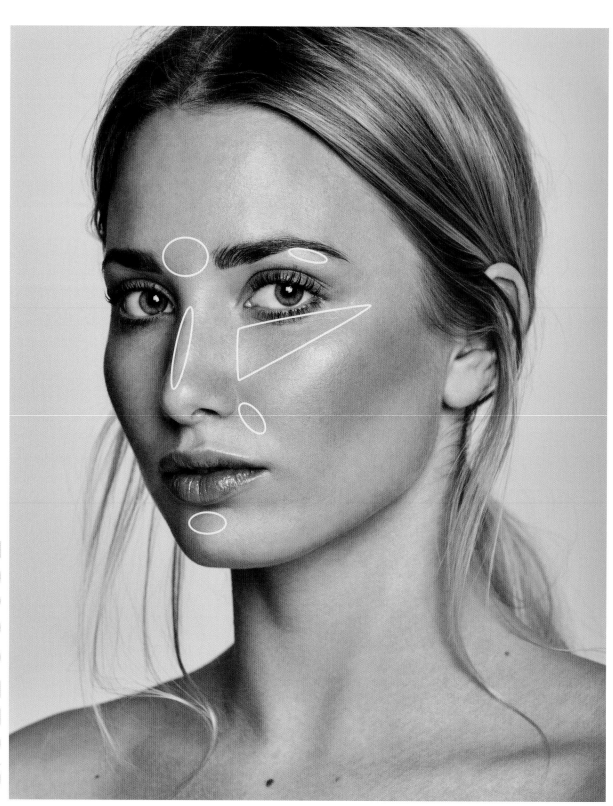

Corrector

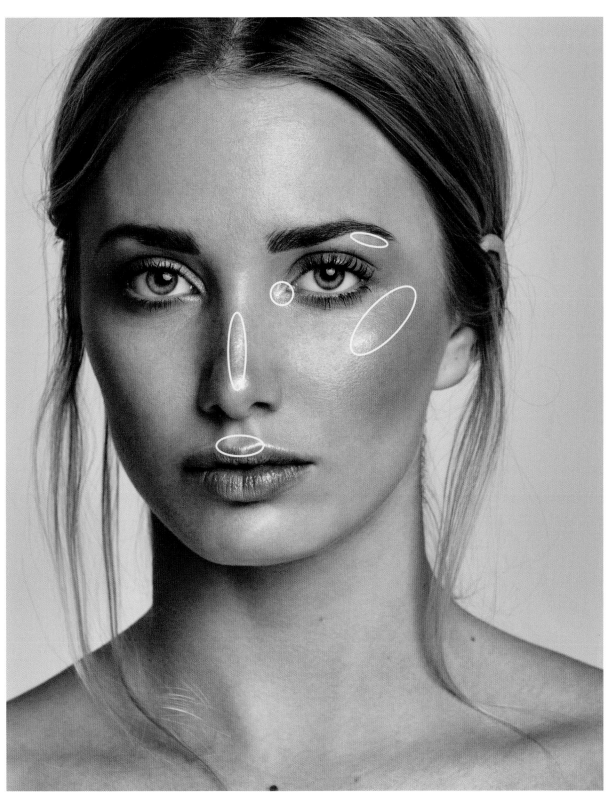

Iluminador

/04/
Polvos

La magia de una buena cara

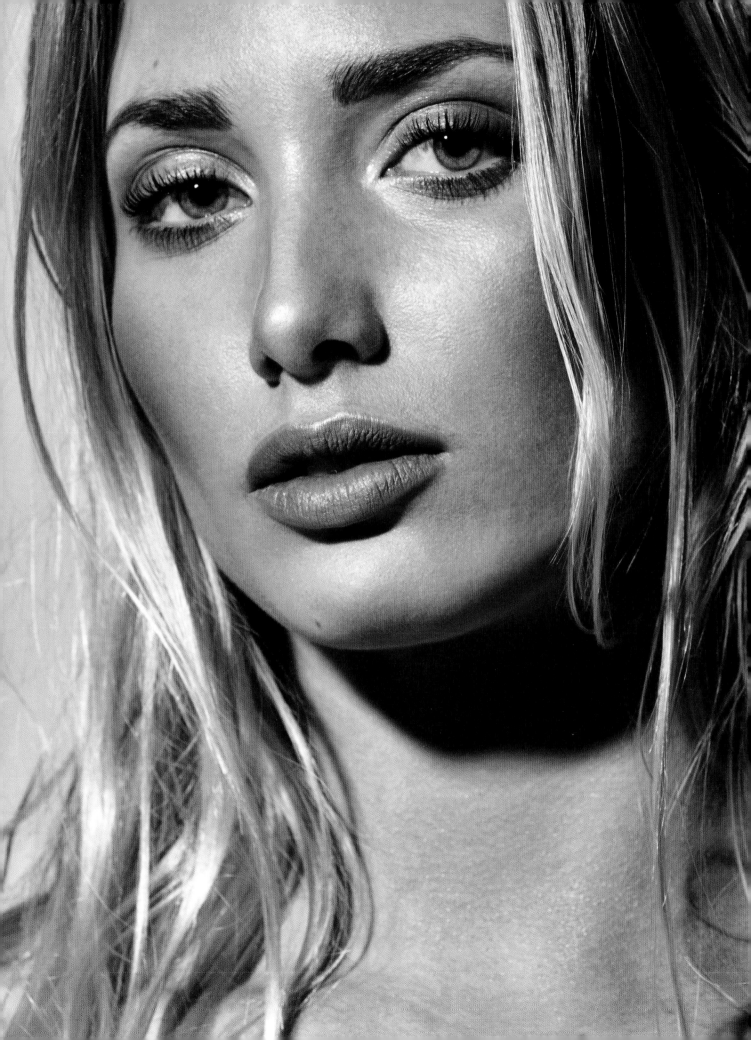

La magia de una buena cara

Los polvos se utilizan para muchas cosas según el efecto que busquemos, pero principalmente nos ayudan a fijar el maquillaje y a matizar brillos no deseados para dar color y conseguir un efecto de buena cara. Se pueden poner con o sin base de maquillaje.

Tipos de polvos

Los principales tipos de polvos serían los siguientes:

01. Polvos translúcidos
No aportan color, por ello son aptos para cualquier color y tipo de piel. Tienen una textura ligera y pueden ser compactos o sueltos. Se utilizan para quitar brillos en la piel, dejando un efecto mate en las zonas deseadas, como en aletas de la nariz, frente, mentón y en la zona de las ojeras. Yo en el ojo me suelo saltar la zona final donde se marcan más las arrugas, precisamente para evitar que resalten, sobre todo en pieles más maduras. Además, en esa zona es bonito que haya un poco de brillo natural, ya que da un aspecto más jugoso y saludable. Se utilizan después de la base de maquillaje.

02. Polvos con cobertura
Estos son más opacos y los que tienen color pueden aplicarse por toda la cara sin base de maquillaje, siendo aptos para aquellas personas que no les gusta usar la base. Estos polvos unifican el tono, matizan la piel y tapan ligeramente pequeñas imperfecciones. Los sueltos suelen ser más ligeros que los compactos, pero son menos prácticos para su uso diario.

03. Polvos iridiscentes o iluminadores
Tienen un acabado luminoso o brillante, aportan brillo y se utilizan también como iluminador. Se encuentran tanto sueltos como compactos. Aunque existen estos polvos, se puede contar, por ejemplo, con iluminadores en crema.

04. Polvos bronceadores
Son polvos con tonos marrones para dar color. Se pueden utilizar en todo el rostro para conseguir el efecto de piel bronceada o solo en determinadas zonas para lograr un tono saludable. Otra de sus funciones es usarlos para resaltar los puntos de luz. Se comercializan tanto sueltos como compactos, pero son más comunes los segundos, pues resulta más fácil su uso diario.

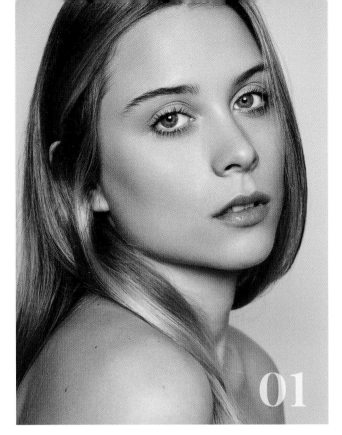

01

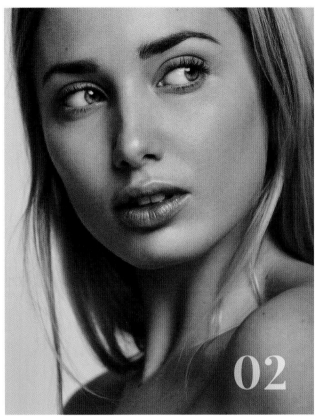

02

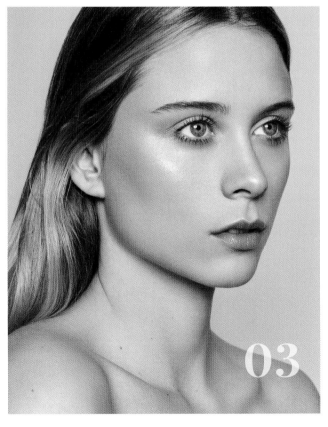

03

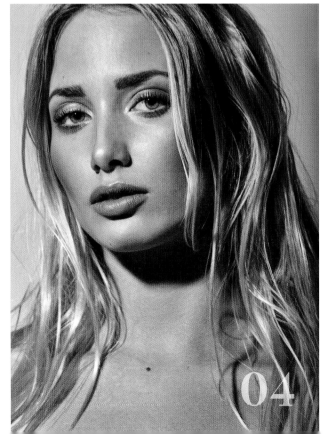

04

Aplicación

Para aplicar los polvos puedes utilizar:

Brocha redonda
Conseguirás llegar a todo el rostro, dejando un
acabado uniforme.

Brocha plana
Cuando quieras tener más precisión a la hora
de marcar distintas zonas y llegar a sitios más
concretos.

Borla
Ayuda a fijar mejor el polvo para matizar brillos.

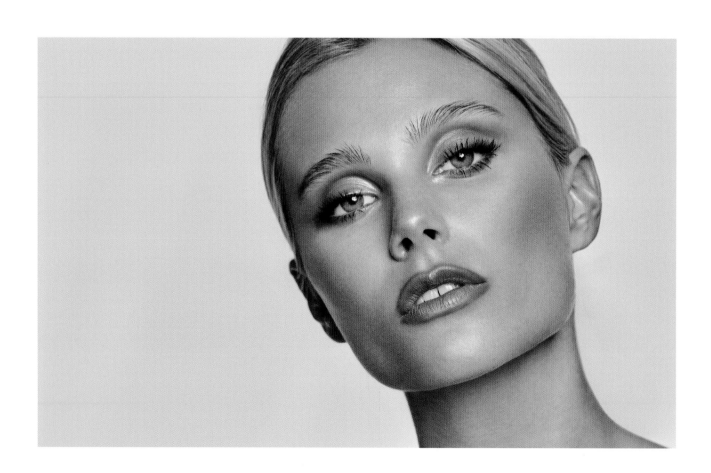

Mi consejo...

Asegúrate de no tener la piel muy grasa por exceso de maquillaje o productos en crema para que no se te «claven» los polvos y puedan quedarte manchas de color por toda la cara. Para evitar esto, sacude el exceso de producto y empieza por las zonas más seguras; por ejemplo, si vas a marcar con polvo oscuro el pómulo, hazlo por la parte más cercana al pelo y no por la mejilla así, podrás rectificar mejor si tienes algún problema.

En resumen...

Puedes utilizar los polvos en función de tus gustos o necesidades.

Si quieres conseguir un efecto más jugoso, matiza solo las zonas necesarias en las que los brillos no quedan bonitos porque dan un aspecto graso de la piel o marcan más las imperfecciones, como son la frente y el entrecejo, las aletas de la nariz, la ojera y la barbilla. De esta forma conseguirás un aspecto de piel natural y cuidada. Para ello utiliza una brocha más afilada que te permita tener precisión y llegar a las zonas deseadas.

Si por el contrario te gusta un efecto de piel porcelana, extiende el polvo por todo el rostro dejándolo mate y haciendo que, gracias a la textura aterciopelada del polvo, consigas ese efecto de piel porcelana y suave. Es más fácil si lo aplicas con una borla para fijar más el producto y repartirlo bien por todo el rostro, pero también lo puedes hacer con una brocha redonda.

Y en caso de querer conseguir un efecto satinado, juega con polvos de textura brillante y utilízalos a modo de iluminador, consiguiendo un efecto brillante por donde quieras. En este caso también es recomendable que utilices una brocha que te dé mayor precisión para llegar igualmente donde desees.

Para conseguir cualquiera de estos efectos puedes utilizar polvos sueltos o compactos. Como ya te he explicado anteriormente, es más sencillo aplicar los compactos pero cualquiera de los dos te sirve. Tengo que remarcar que para la borla resulta más sencillo usar polvos sueltos porque al coger los compactos con esta no puedes sacudirla bien y retirar el exceso, ya que el polvo compacto no es tan volátil como el suelto, pudiendo llenar la primera zona en que pongas la borla de un exceso de producto. Por eso te recomiendo siempre que para el día a día utilices lo compactos. Los sueltos van bien para aplicar con la borla cuando tienes que matizar mucho los brillos como, por ejemplo, en la televisión.

Efecto jugoso/natural. Esto sería lo más común. Quitas brillos en las zonas que lo necesitan dejando un aspecto jugoso.
Efecto satinado. Pones brillo.
Efecto bronceado. Das color.
Efecto porcelana. Los aplicas por todo el rostro dejando un efecto mate.

/05/
Colorete

El rubor
es saludable

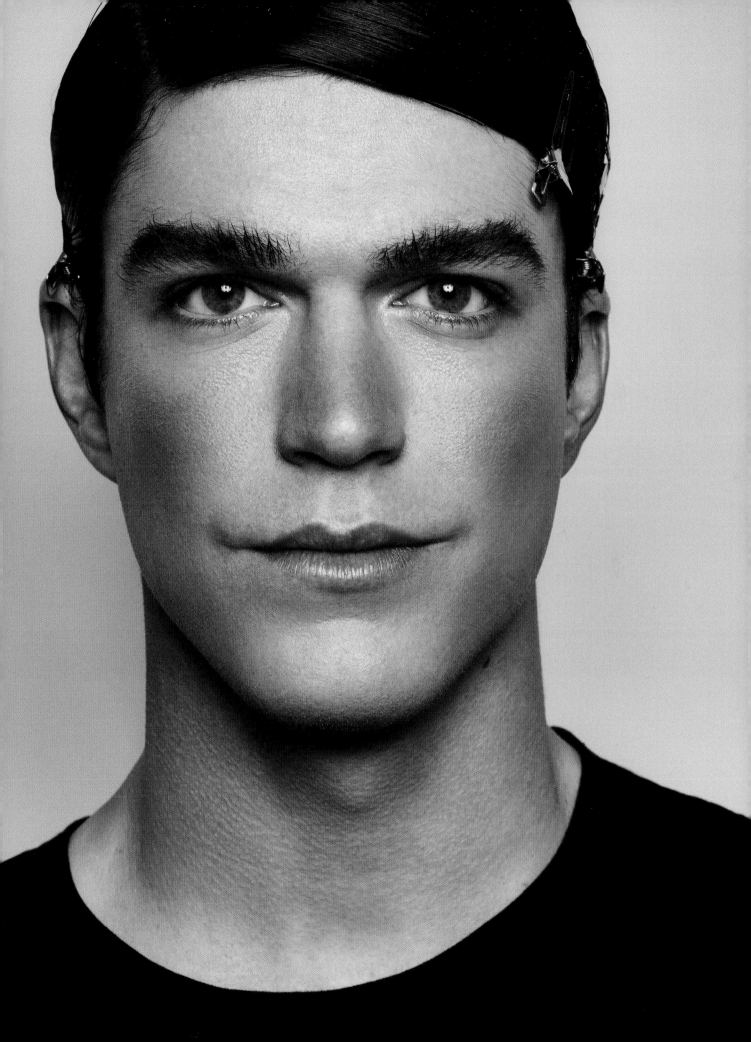

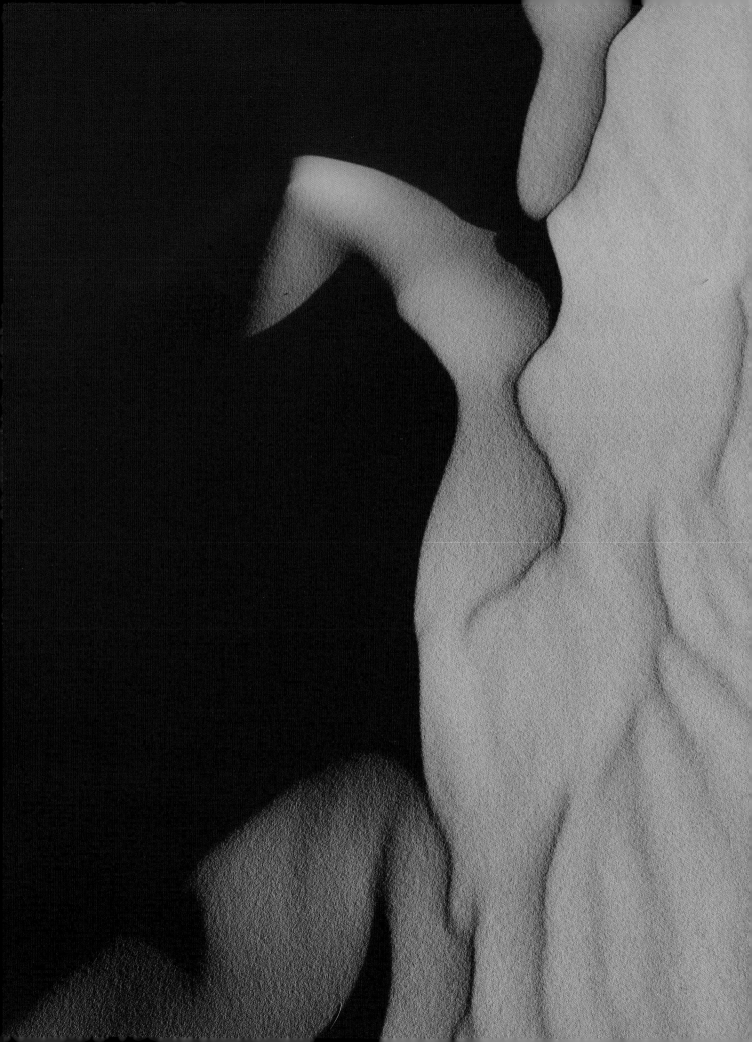

Tipos de coloretes

El rubor nos ayuda a tener un aspecto saludable. Hay diferentes tipos de texturas para el colorete: gel, líquido, crema, polvo, barra, tinte...

Si te decantas por los de textura líquida o crema, te recomiendo que los pongas antes que los polvos. Si no dominas mucho las diferentes texturas de los productos, puedes estropear el efecto que quieres conseguir. Estos son perfectos para pieles secas o para personas que prefieren lucir un rostro saludable sin más o un «no make up», ya que al ser en crema o líquido el efecto es más jugoso y natural. El efecto «no make up» es un estilo de maquillaje natural, que cada vez impera más en contrapartida del maquillaje muy elaborado, en el que aunque vayas maquillada parece que no llevas nada; es decir, que crea un efecto de cara lavada. La textura en polvo también queda natural, pero siempre es más perceptible, ya que no se funde en la piel como las texturas más líquidas.

Los colores a elegir van a depender de lo que te apetezca lucir y de tu tono de piel, pero hay muchas posibilidades: rosados, albaricoque, mango, marrón... Los rosados te van a proporcionar un aspecto más saludable y natural, ya que tu propio rubor es de este color.

Los coloretes en crema puedes aplicarlos con los dedos, con pequeños toques, como si los quisieras depositar en la piel, o con una brocha de colorete. Y los coloretes en polvo, con brocha.

«Para saber dónde poner el colorete, sonríe y aplícalo en las mejillas, extendiéndolo hacia los pómulos sin llegar muy arriba. Recuerda, difumínalo bien y ten cuidado de no dejar un círculo o parecerás una muñeca».
/

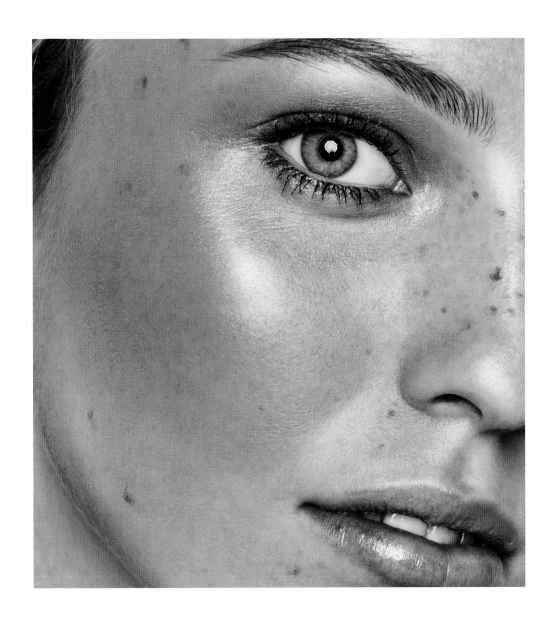

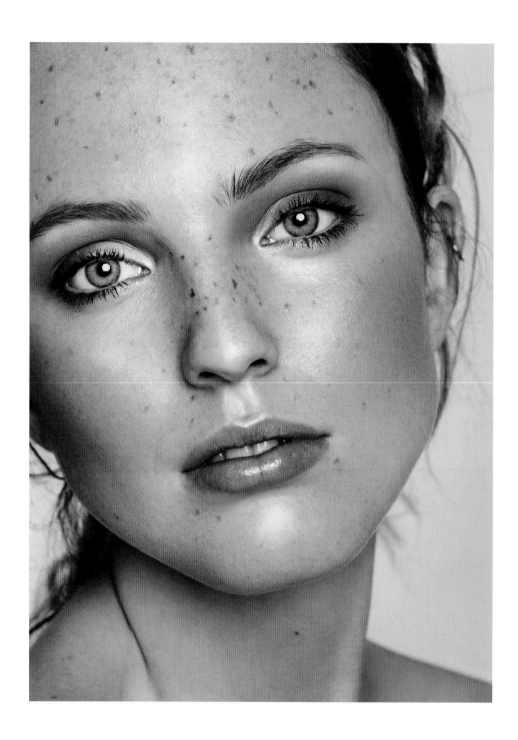

Aplicación

Es mejor que los tonos rosados se queden en la mejilla, por eso el truco de sonreír, porque así ves con claridad dónde está la mejilla y dónde debes ponerlo exactamente. Si lo subes hacia el pómulo es más artificial, ya que el rubor natural no aparece donde se encuentra el hueso del pómulo. Para el hueso del pómulo utiliza tonos marrones, tierra, según tono de la piel, pero siempre teniendo en cuenta que hay que encajar el color en el rostro como si este perteneciera a él. Con esto me estoy refiriendo a los maquillajes naturales, pero si deseas hacer algo más artístico, puedes utilizar el tono que quieras. Si buscas un efecto sonrojado, sí que puedes subirlo hacia el pómulo y dar un toque en la nariz.

También es posible poner coloretes con brillo de diferentes tonos a modo de iluminador. Te van a aportar, valga la redundancia, más brillo y estos sí se aplican hacia el pómulo, jugando con los diferentes tonos, para aportar luminosidad.

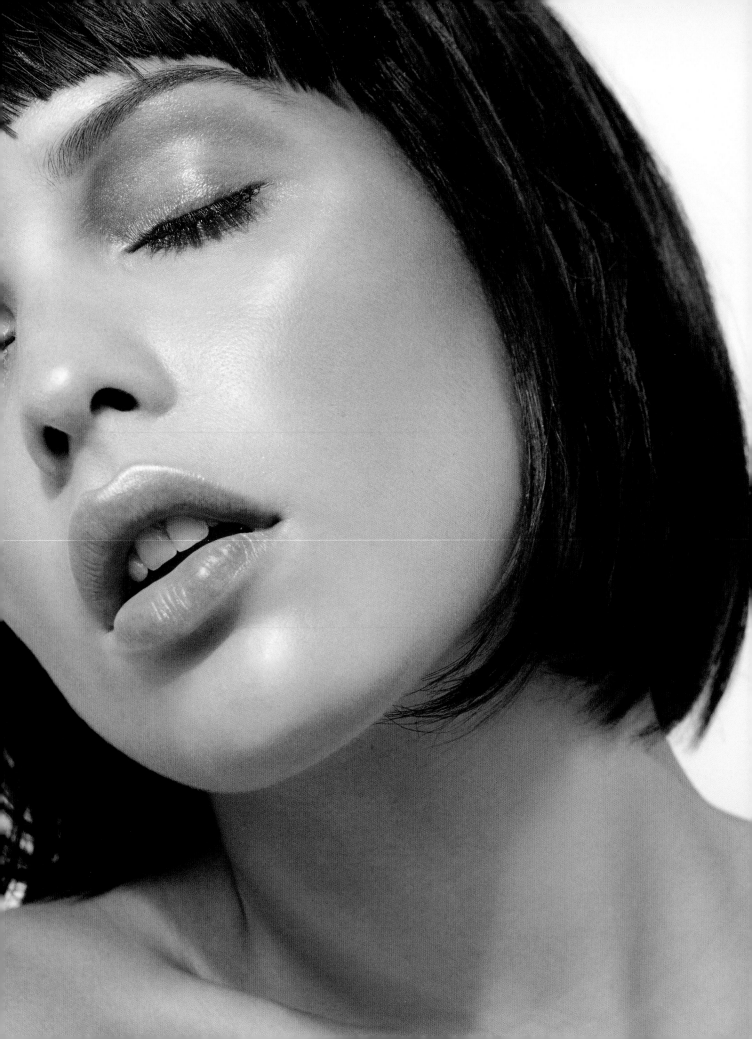

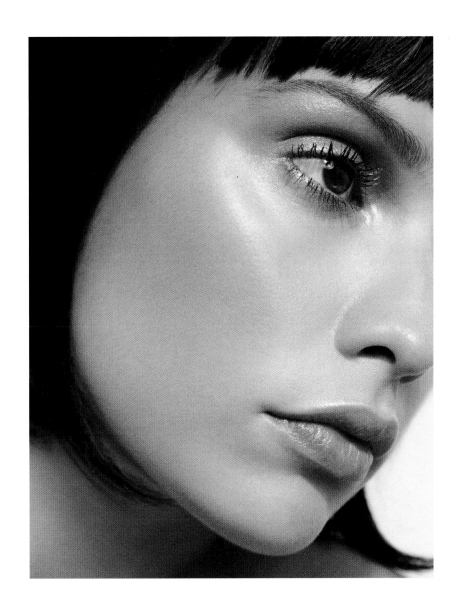

/06/
Contouring

Luces y sombras en el rostro

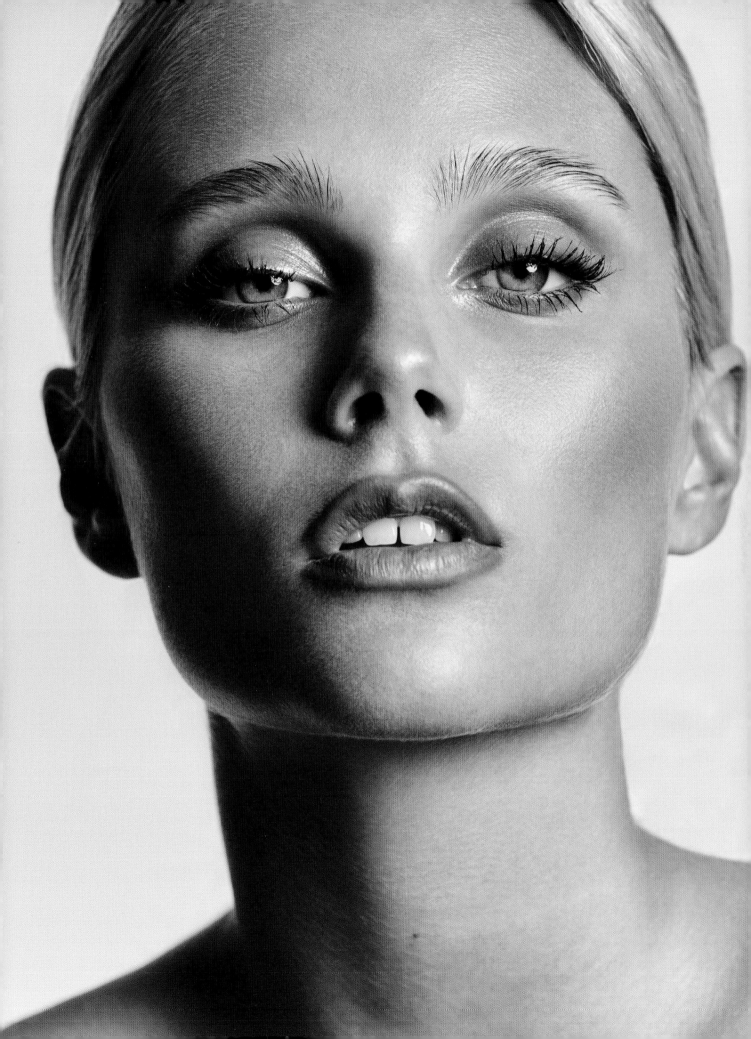

¿Qué es?

Para mí el efecto *contouring* o contorno no es más que resaltar las formas del rostro aportando volumen a este al jugar con tonos claros y oscuros, modificando los huesos faciales. Es una técnica antigua y un método de maquillaje que ahora está muy de moda. Adáptalo según tu preferencia o a la de la persona que vayas a maquillar. Puedes llevar a cabo un *contouring* muy marcado para quien prefiera ir más maquillado o uno más suave, casi imperceptible, para quien desee un resultado más natural.

Da igual la cantidad de producto que emplees, lo importante es crear un efecto de luces y sombras en el rostro.

Puedes hacerlo con:

Maquillajes
· Oscuros.
· Claros. Aquí también puedes meter cremas
  satinadas o brillantes, iluminadores.

Polvos
· Oscuros.
· Claros. Aquí primero tienes que utilizar una
  base o corrector y sobre eso poner el polvo, ya
  que al ser claro, puede no apreciarse.

Es fundamental que sepas que los tonos oscuros son para sombrear y quitar relieve, dando profundidad, y los tonos claros son para resaltar y dar relieve. Lo más importante es trabajar bien el producto que hayas utilizado indistintamente, dejando un acabado perfecto, sin que se note que te has excedido; de tal manera que crees el efecto óptico deseado de distintos volúmenes.

Da igual lo que utilices, para mí no existen muchas reglas en el mundo del maquillaje, pero sí tienes que saber dónde van los tonos claros y los oscuros y qué efecto se consigue con ellos. A continuación te dejo una foto y así lo entenderás mejor.

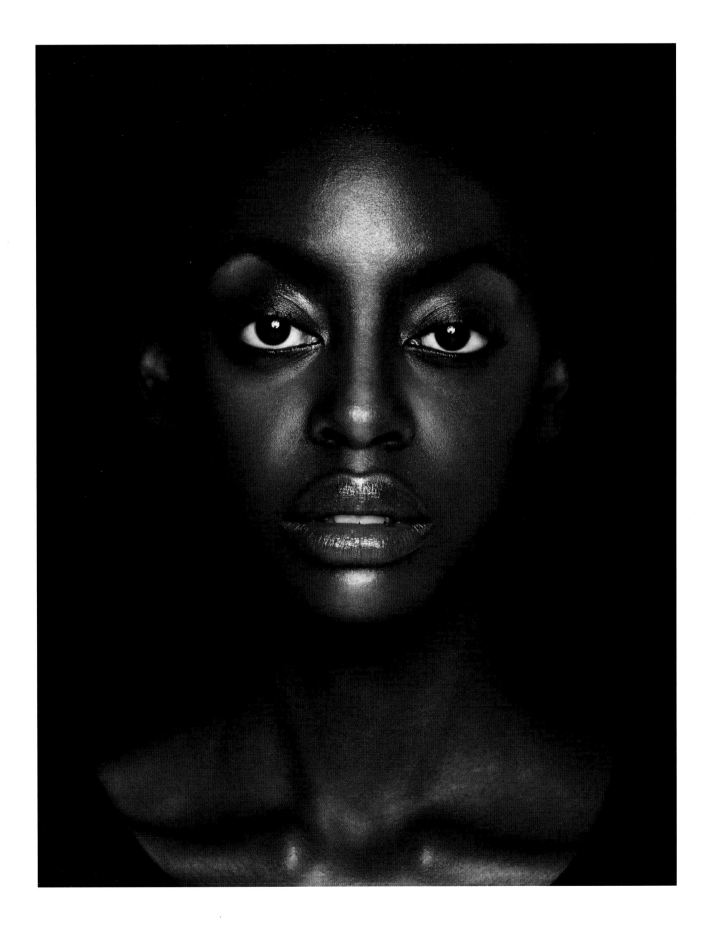

ACLARAR   SONROJAR   OSCURECER

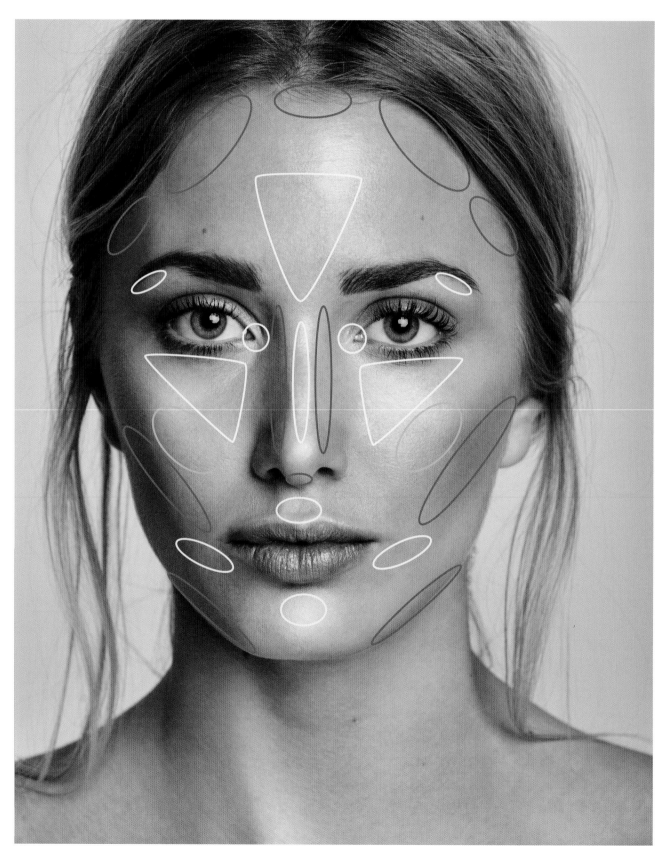

Pasos a seguir

Los pasos a seguir para hacer un buen *contouring* serían los siguientes: primero, empezar por hacer una buena base por todo el rostro y aplicar el corrector, dejando la piel perfecta y preparada para la siguiente fase, que es la de esculpir. Elige bien los productos que vas a utilizar: base, corrector, polvos translúcidos, un iluminador y un colorete. De todos estos productos siempre tiene que haber un tono más claro, ya sea el corrector o los polvos, y uno más oscuro, para así poder crear ese efecto óptico de volúmenes en el rostro.

Con el tono más claro podrás resaltar las zonas que te he marcado y con el oscuro las podrás atenuar, esta es la clave de la técnica. Después de ponerlos en las zonas correspondientes, tienes que difuminar cuidadosamente.

Hayas utilizado base o polvo para crear el volumen, puedes continuar por fijar todo con un polvo translúcido o por lo menos hacerlo en las zonas necesarias para evitar brillos no deseados.

El siguiente paso sería iluminar con polvo o crema y después, para finalizar, puedes añadir un toque de rubor más rosa en la mejilla.

Según tu tipo de rostro, tendrás que adaptar los claros y oscuros a este. Por ejemplo, en un rostro alargado pondrás oscuro en el nacimiento del pelo y en el final de la barbilla. En uno redondo tienes que intentar subir los pómulos de manera ascendente con un trazo desde la mejilla hasta la sien. En la nariz, si quieres estrecharla, pondrás en los laterales dos trazos oscuros en vertical y uno claro en el centro. Sin embargo, para el rostro cuadrado situarás el oscuro por el hueso de la mandíbula.

OSCURECER

Según la forma de tu rostro:

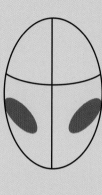

OVALADA

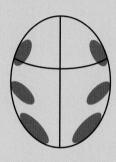

REDONDA

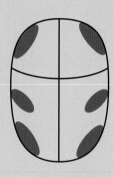

CUADRADA

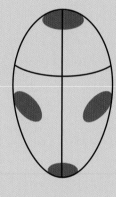

ALARGADA

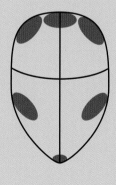

CORAZÓN

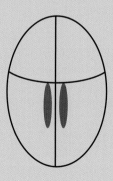

NARIZ ANCHA

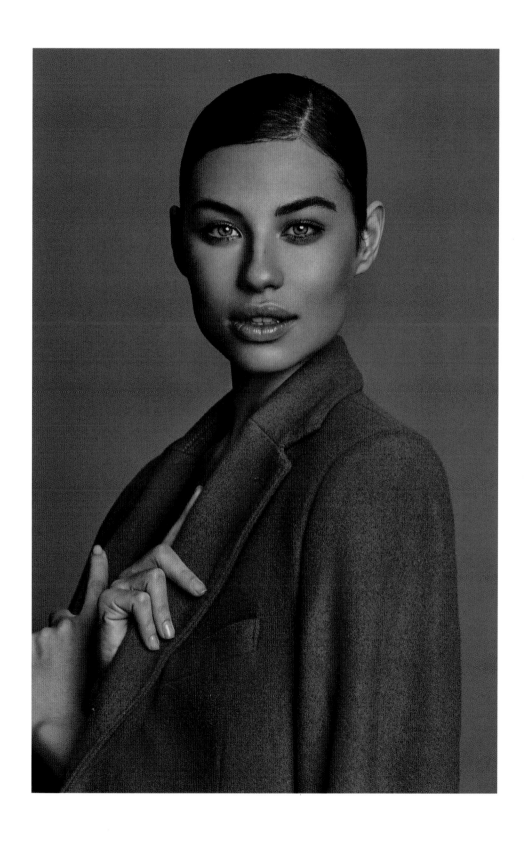

/07/
Cejas

Embellece
tus ojos

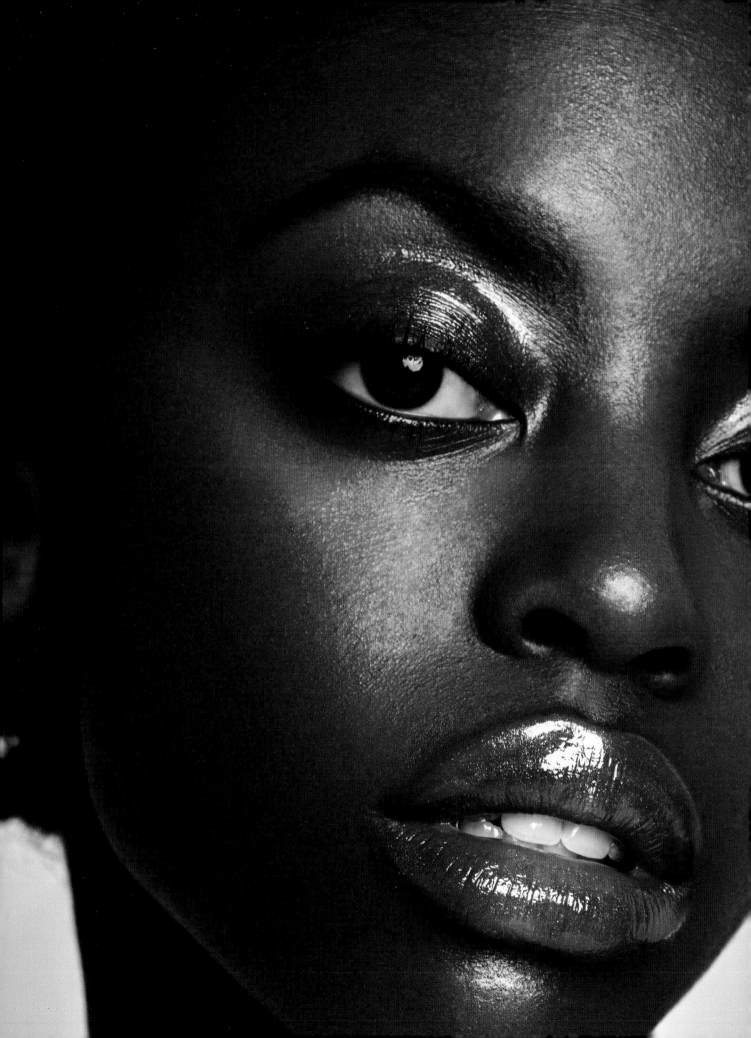

/07/ CEJAS

Embellece
tus ojos

Estamos en un momento en el cual damos bastante importancia a las cejas. Durante décadas hemos pasado por diferentes etapas y en la actual hay un gran culto hacia ellas y se ejercita su cuidado.

Para mí las cejas desempeñan un papel fundamental, ya que enmarcan el ojo y, dependiendo de su aspecto, el maquillaje resalta más y queda mejor.

Muchas veces, cuando maquillo a alguien, hasta que no dibujo la ceja no siento que el maquillaje esté completo. Tengo la sensación de que le falta fuerza, y con esto no me refiero a que haya que marcar la ceja fuerte, sino que hay que adaptarla a la necesidad del ojo. Por eso creo que la ceja es algo muy importante y que no debes pasar por alto, ya que cambia mucho la expresión de la mirada.

Yo pienso que no existe una verdad absoluta ni para la belleza ni para el maquillaje, así que tienes que llevar la ceja como te guste, pero siempre intenta que favorezca al ojo y a su expresión y que todo armonice con el rostro.

Ahora se utilizan muchas cosas para poder llevar las cejas bien arregladas. Existen lápices, sombras, rotuladores especiales con punta fina para dibujar, máscaras de color para cambiar el tono... Todo especial para cejas. Solo tienes que probar y escoger el material que más te guste.

También existen diversos métodos para dibujar la ceja de una forma más duradera o permanente, como la micropigmentación o *microblading*, una técnica de tatuaje de cejas, o el relleno pelo a pelo y difuminado de manera semipermanente.

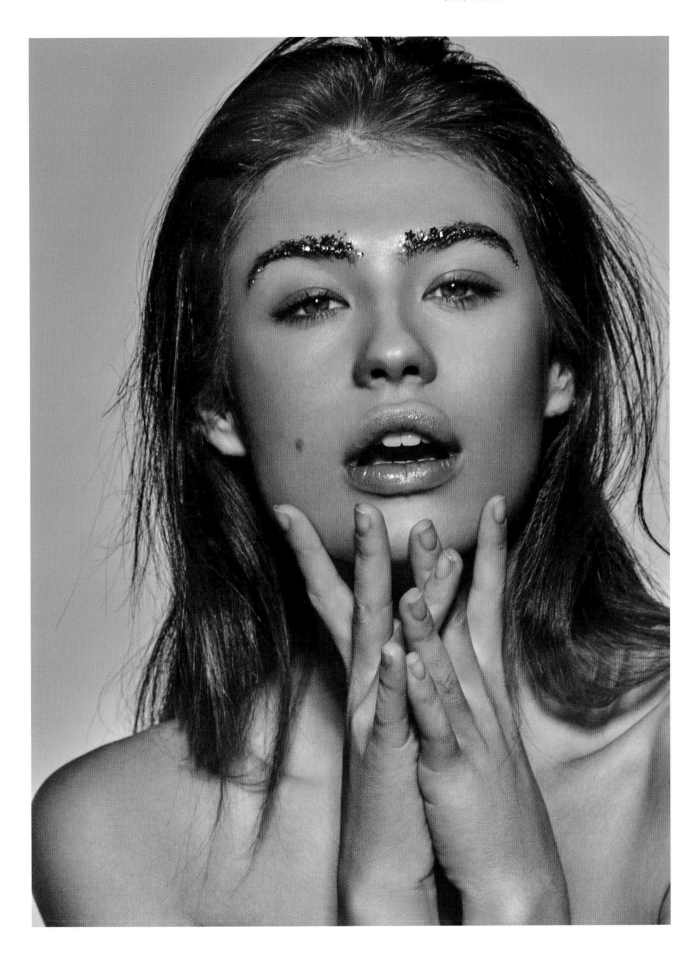

Tipos de cejas

Busca tu ceja favorita

Los diferentes tipos de cejas más comunes son:

01. Cejas redondas
Hacen el ojo más hinchado y simulan una leve caída del ojo. Hay que intentar crear un pico en la mitad y un mayor grosor al principio.

02. Cejas salvajes
Es un tipo de ceja bonito y natural en la que apenas haría falta corregir nada, yo solo quitaría algún pelo del final para levantar la mirada, si fuese necesario, y nada más.

03. Cejas mala depilación
En este tipo de cejas tienes que igualar la forma que vaya de ancho a estrecho, sin saltos.

04. Cejas rectas
Las cejas rectas hacen una mirada triste y para evitar esto tienes que subir un poco el centro.

05. Cejas angulosas
Endurecen la mirada, aunque tienen la forma bonita. Si lo deseas, puedes suavizar redondeando los picos.

06. Cejas poco pobladas
Por diferentes motivos, puedes tener unas cejas poco pobladas. Si quieres enmarcar más el ojo, tendrás que rellenarlas.

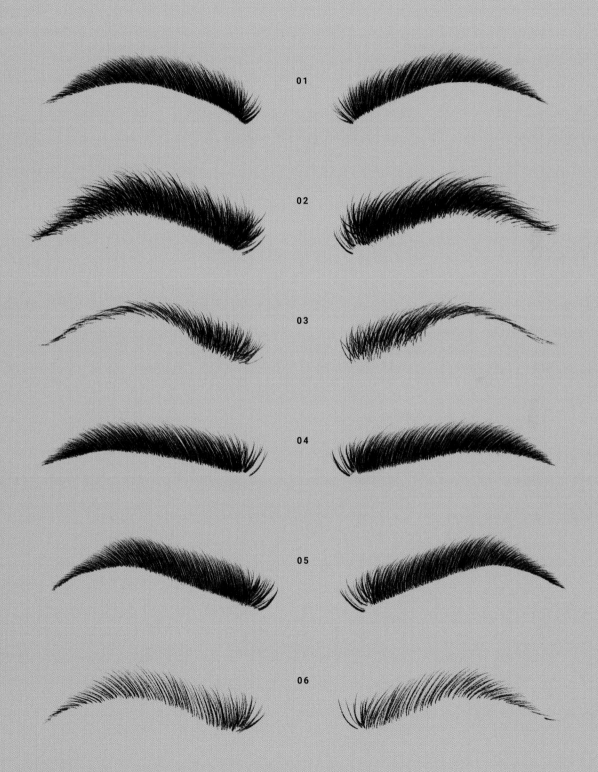

/07/ CEJAS

Pasos a seguir

Debes seguir estas tres líneas imaginarias e ir desde la nariz de mayor a menor grosor. Si no tienes mucha idea, es mejor acudir a un sitio especializado y después seguir la forma con estos pasos para poder hacer un mantenimiento por tu cuenta. Hay que ser prudente e ir poco a poco porque si quitas un pelo fuera de lugar, se puede notar bastante y además quedan calvas. Si no estás segura de cómo hacerlo, es mejor acudir cada cierto tiempo a un profesional para que te arregle la forma y te elimine los pelos que se salen de esta. Así la ceja se conserva lo más perfecta posible y no hay que realizar muchas correcciones.

Encontrar el color adecuado es importante, no solo hay que tener en cuenta el color de cejas, sino también el color base del pelo. Pero, como ya te he dicho a lo largo de este libro, no existen unas normas estipuladas y puedes hacer lo que quieras. Puntualizo esto, porque a mucha gente le gusta llevar la ceja teñida del color que lleva en el cabello o prefiere que esté aclarada, decolorada o más marcada.

Para cambiar el color de la ceja y bajar o subir el tono, lo tienes fácil porque ya no es necesario teñir, pues —como ya he mencionado— existen máscaras para cejas de diferentes colores con las que puedes oscurecer o aclarar el tono sutilmente.

Las cejas suelen ser muy asimétricas y diferentes la una de la otra, así que a la hora de arreglarlas hay que corregirlas para igualarlas lo máximo posible. Sin embargo, no siempre encontrarás la simetría perfecta, por eso tienes que igualarlas en la medida de lo posible, pero sin obsesionarte, para no quedarte sin ellas.

Si buscas un aspecto natural, te recomiendo que no toques mucho la parte de arriba, ya que si no lo haces bien puede quedarte un aspecto más artificial o que bajes mucho la ceja dejándola recta, y esto entristece la mirada.

Si los pelos se disparan un poco, córtalos con unas tijeras poniendo un peine entre el pelo y la tijera para calcular la medida y no pasarte. Si no te atreves, te aconsejo otra vez que acudas a un profesional.

Si tienes los pelos muy rizados o rebeldes, existen unas ceras para fijar los pelos y mantenerlos en su sitio.

También hay máscaras transparentes y con ellas, además de fijar los pelos, consigues un acabado brillante.

A pesar de las diferentes maneras que existen de depilar las cejas y aunque acudas a algún profesional, no está de más tener unas pinzas de depilar, independientemente del método que utilices, para quitar cualquier pelo que aparezca fuera de lugar.

Cómo arreglarse las cejas

Para ello te dejo unas indicaciones:
01. El ancho adecuado lo marca la nariz
02. Nariz hacia arriba, comienzo de la ceja.
03. De la nariz pasando por la pupila es el punto más alto.
04. Nariz, final del ojo marca el final de la ceja.

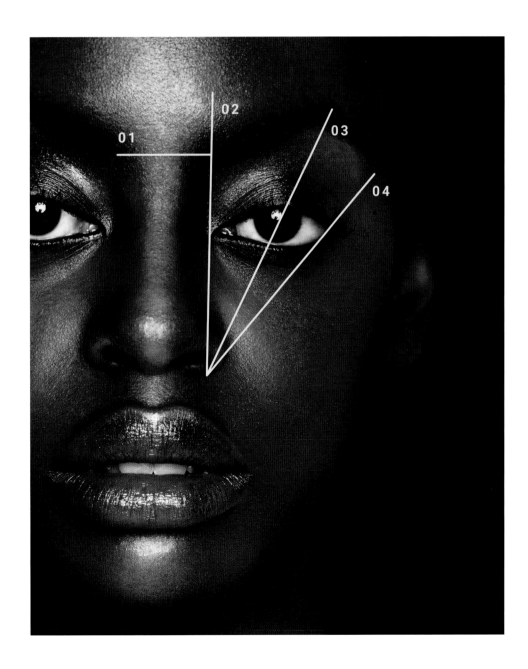

Mi consejo...

Yo dibujo la ceja con dos colores diferentes, ya sea lápiz o sombra. El lápiz para mí es más sencillo y la sombra en ocasiones aporta precisión porque puedes utilizar el pincel que más te guste para dibujar las cejas. Así creas un efecto 2D de los dos colores más el pelo de la ceja. Para conseguir un efecto más natural, la cepillo con este tipo de máscaras o con un cepillo de cejas, dejando un tono más difuminado y uniforme al entremezclar el dibujo con el pelo.

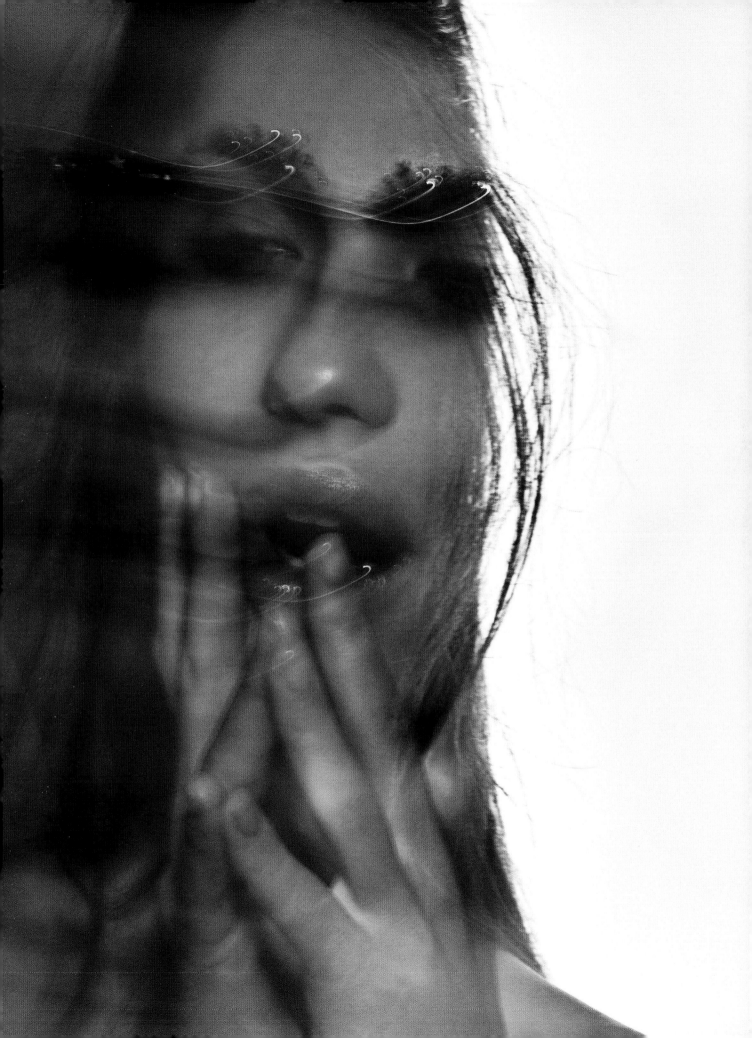

/08/
Los ojos

Transforma
tu mirada

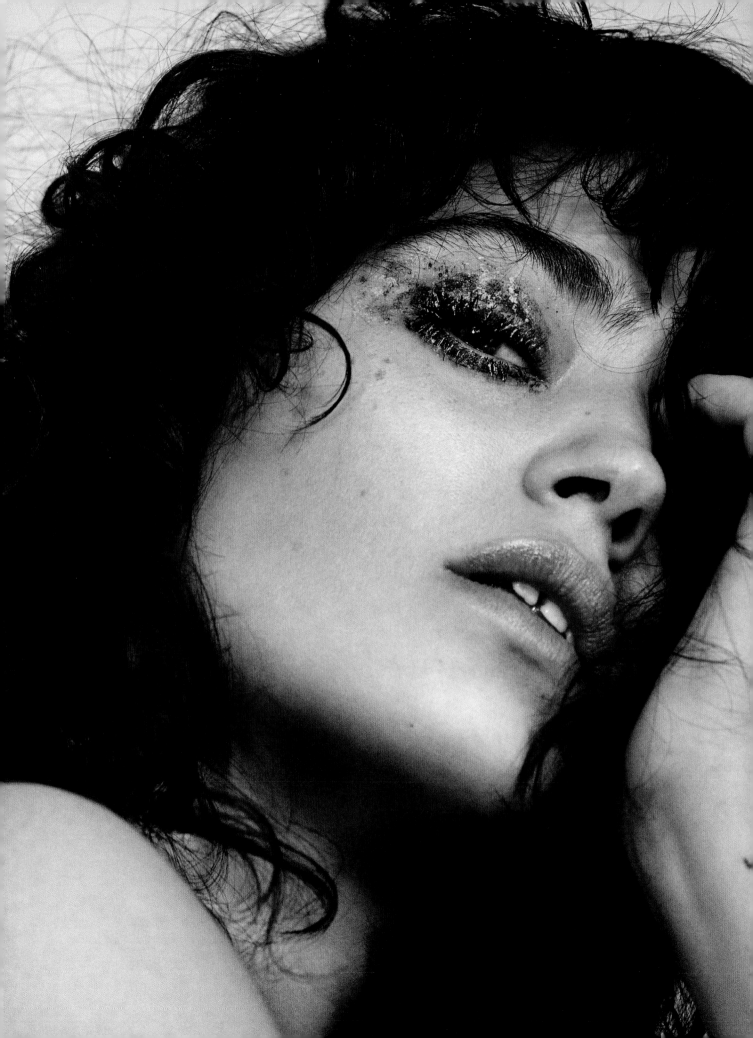

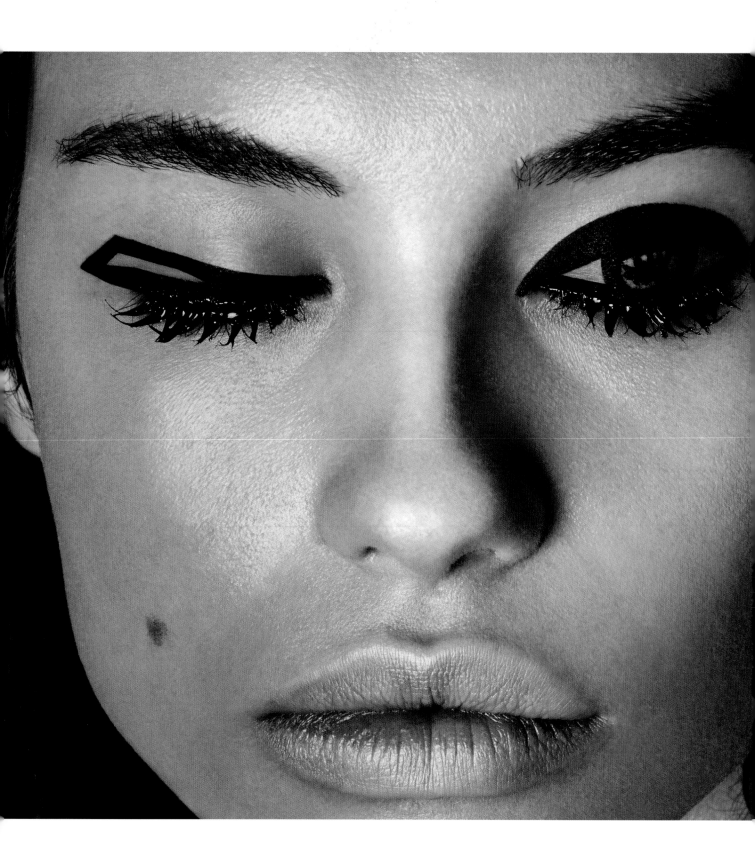

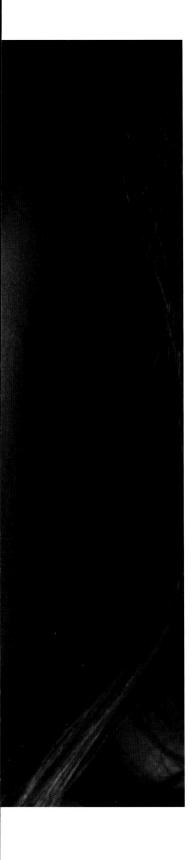

/08/ OJOS

Transforma tu mirada

Todos sabemos que existen diferentes tipos de ojos y basándonos en ello tenemos que construir nuestro maquillaje, adaptándolo a cada forma. Ya sean saltones, hundidos, caídos, redondos, almendrados, rasgados, etcétera, hay que sacar la mejor versión de ellos con el estilo de maquillaje adecuado. Con el maquillaje de ojos podemos jugar y transformar la mirada de una manera sencilla, solo tenemos que saber qué tipo de ojos poseemos, qué es lo que más nos favorece y aprender a hacerlo. Para ello existen muchas sombras de ojos con diferentes texturas, delineadores, sombras mate, en crema, metálicas, purpurina...

Yo con cualquier tipo de maquillaje de ojos lo primero que hago es poner un poco de corrector o base en el párpado para unificar el tono de este y después lo fijo con polvos translúcidos, ya que estos suelen ser más finos que una sombra. Tienes que poner muy poca base o corrector, que apenas lo notes, y antes de aplicar los polvos asegúrate de que no haya un exceso de producto. Ten cuidado de no abrir los ojos, porque puede quedarse algún pliegue con exceso de corrector o de lo que hayas utilizado, y si es así, después se te acumulará la sombra en ese pliegue.

De esta manera haces una prebase para evitar que la sombra se cuartee o se calque el delineado en el párpado al abrir el ojo, ya que este tiene una textura más grasa, y así consigues que el maquillaje sea más duradero. También existen prebases específicas para los ojos, aunque algunas son difíciles de trabajar y cuesta más difuminar la sombra, ya que se secan muy rápido.

Tipos de ojos

Busca tu ojo favorito

El segundo paso va a variar según la clase de maquillaje que quieras llevar, más natural o más sofisticado. Para ello debes tener en cuenta cómo es el ojo y aquí te voy a explicar algunos de los diferentes tipos que te puedes encontrar:

Ojos saltones o hinchados. Para disimular este tipo de ojo, puedes hacer un delineado o poner una sombra oscura en el párpado móvil.

Ojos hundidos. Es el caso inverso, tienes que utilizar sombras claras para dar volumen a estos y evitar oscuros para no hundirlos más.

Ojos caídos. Todo lo que hagas con el maquillaje, deberás hacerlo por arriba del ojo, tanto si utilizas sombra como delineado. Todo para crear el efecto de levantar el ojo. Otro truco para conseguirlo es rizar bien las pestañas y poner mucha máscara en las superiores.

Ojos juntos. En este tipo de ojos tienes que evitar maquillar con sombras brillantes y claras el lagrimal, pues esto crea un efecto óptico en el que parece que están más juntos.

Ojos separados. Aquí haz lo contrario a lo que he dicho para los ojos juntos y pon un tono claro en

el lagrimal, a la vez que maquillas el extremo interior de un tono oscuro sin salirte del final o lo delineas sin rasgarlo, dejando una línea más cortada.

Ojos rasgados. Intenta ir siempre acorde a la forma de los ojos y potencia su apariencia, tirando todo hacia el exterior del ojo. En caso de que no quieras rasgarlo más, para crear un efecto más redondeado te ayudarás con la sombra por todo el párpado, rizarás las pestañas mucho y pondrás máscara arriba y abajo o evitarás hacer un delineado muy rasgado.

Ojos almendrados. Este tipo de ojos admiten un maquillaje más redondo o bien delinear hacia afuera para rasgarlos.

Ojos redondos. Cuando tienes una forma de ojos muy evidente es mejor favorecerla, porque es lo que te marca el ojo, aunque siempre puedes intentar modificarla con el maquillaje y rectificarlos de la manera que más te guste. Si quieres suavizar la redondez, tendrás que tirar todo lo que hagas hacia afuera, ya sea con sombra o delineado. También las pestañas te ayudarán a conseguir este efecto, poniendo máscara hacia afuera del ojo.

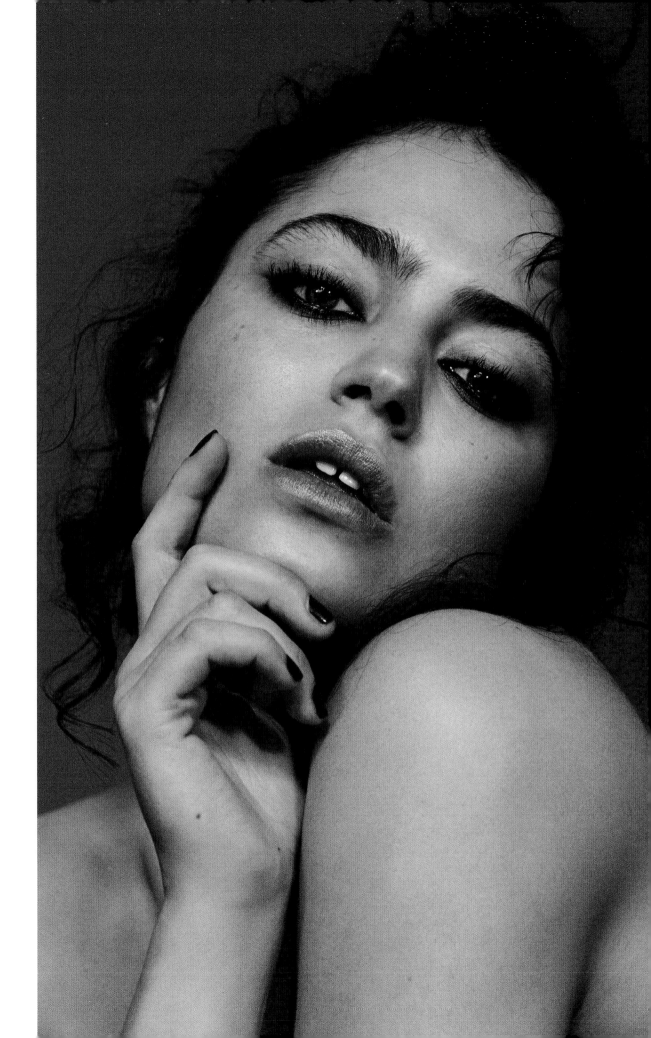

«Si no te gusta ir muy maquillada o nada maquillada, pero quieres llevar buena cara con el ojo más abierto, puedes rizar las pestañas y trabajar bien la máscara para abrir el ojo y conseguir ese efecto».
/

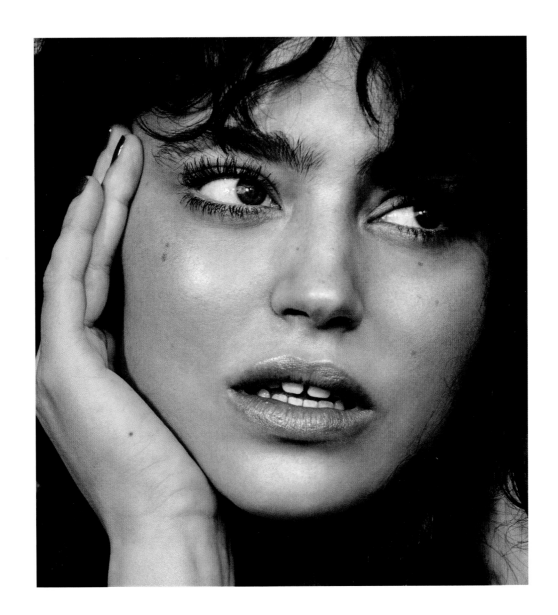

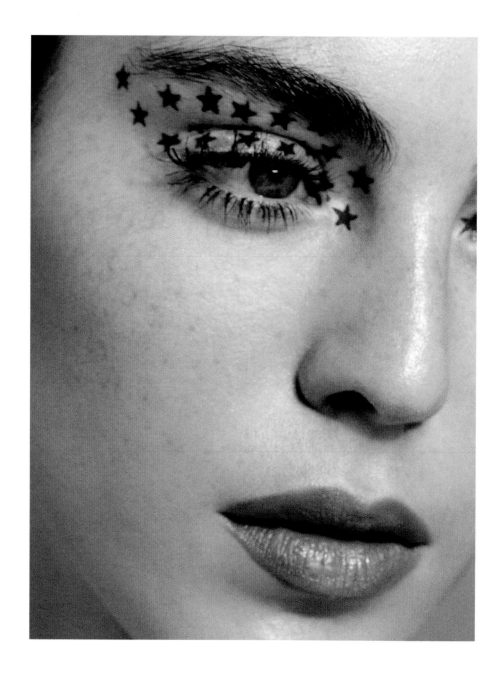

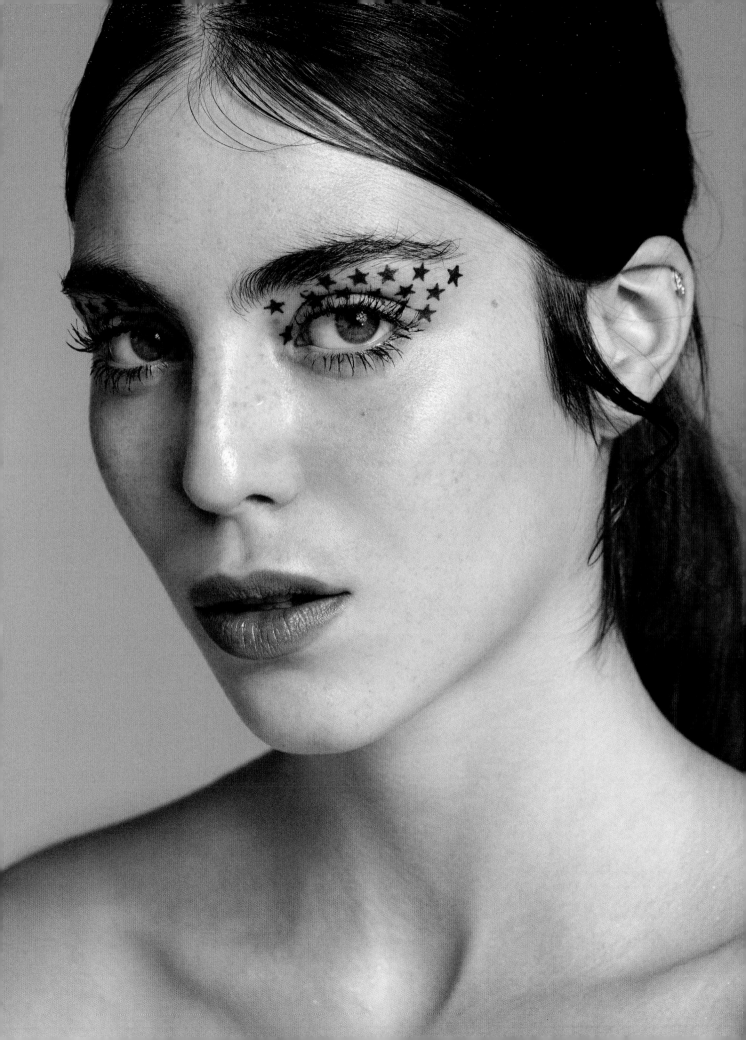

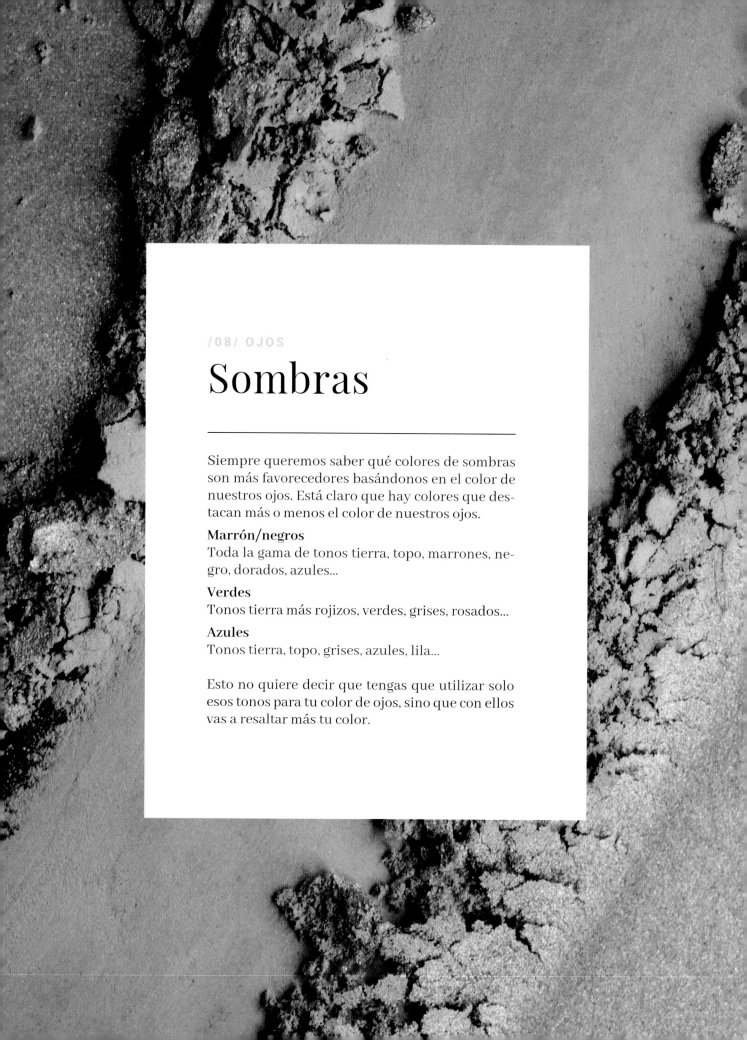

Sombras

Siempre queremos saber qué colores de sombras son más favorecedores basándonos en el color de nuestros ojos. Está claro que hay colores que destacan más o menos el color de nuestros ojos.

Marrón/negros
Toda la gama de tonos tierra, topo, marrones, negro, dorados, azules...

Verdes
Tonos tierra más rojizos, verdes, grises, rosados...

Azules
Tonos tierra, topo, grises, azules, lila...

Esto no quiere decir que tengas que utilizar solo esos tonos para tu color de ojos, sino que con ellos vas a resaltar más tu color.

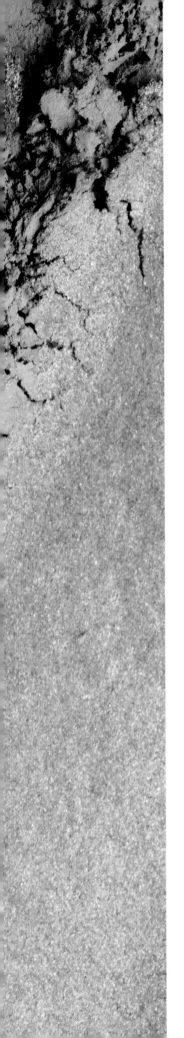

Tipos de sombras

01. Crema

Las sombras en crema dan un aspecto más jugo-so al ojo y, si utilizas tonos más neutros, queda un aspecto natural y muy favorecedor. Hay que tener en cuenta que cuando se aplica la sombra en cre-ma puede acumularse en el pliegue del párpado debido a su textura, por eso evitaría el primer paso que te he dicho de poner base/corrector + polvos. Emplearía tonos más naturales para que no se note o retocaría el párpado un poco, cada cierto tiempo, para quitar el exceso. No debes poner mu-cho producto para evitar un exceso, a no ser que ese sea el efecto que buscas. Es un maquillaje me-nos duradero. A mí me gusta aplicarlas con pincel y con el dedo directamente en algunas ocasiones, dando pequeños toques, como si quisieras depo-sitar el producto en la piel.

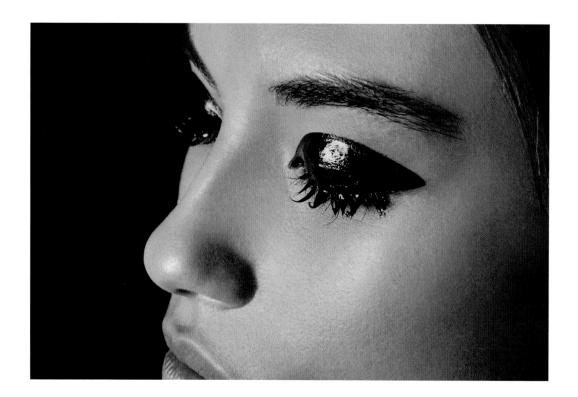

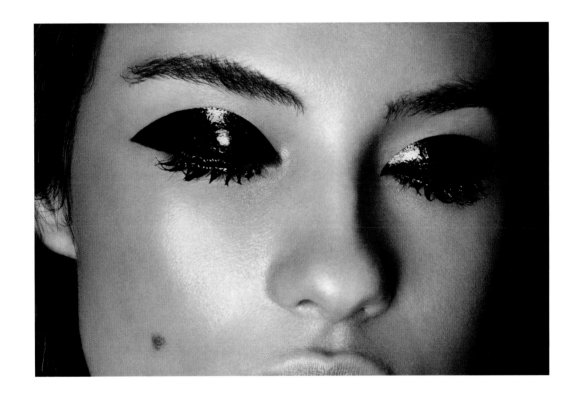

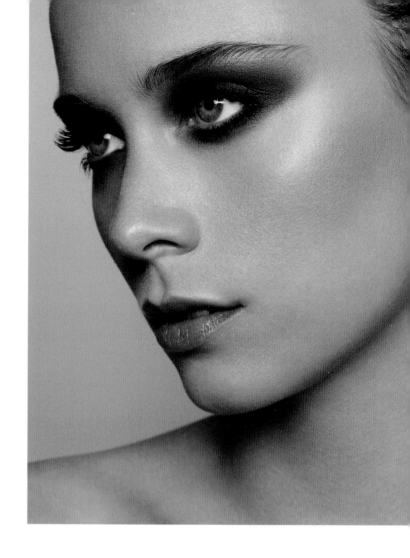

Tipos de sombras

02. Polvo

Estas sombras pueden ser mate, metálicas, con brillo... Las sombras mate son más difíciles de aplicar, ya que cualquier resto de grasa o crema se va a marcar, dejando una textura no uniforme. Tienes que hacer muy bien el paso de base/corrector + polvo o prebase de ojos para conseguir un buen resultado. Las sombras metálicas suelen tener otra textura y son más sencillas de utilizar, aun así yo recomiendo hacer lo mismo para unificar el párpado y obtener así una mayor duración del maquillaje. La aplicación de estas sombras suele ser con pincel y la cantidad de estas variará según el efecto que quieras conseguir y según dónde quieras llegar.

Con las sombras puedes conseguir muchos efectos, por ejemplo, pintar todo el párpado; esto es lo que se conoce como «ojo ahumado». El límite va a estar en maquillar la cuenca del ojo y difuminar justo ahí sin llegar muy arriba, dejando un espacio entre el color y la ceja.

Otra manera sería maquillar solo la cuenca del ojo o «banana» para dar profundidad. También se pueden poner varios tonos, pero siempre aplicando en la cuenca del ojo el tono más intenso y crear así la profundidad que quiere lograrse con este tipo de maquillaje. Otra opción consiste en unir la sombra a la línea que va a ras de las pestañas y que parezca una especie de C más o menos redonda, según desees. Este difuminado te hará el ojo redondo y si lo difuminas más alargado creará un efecto de ojo más rasgado.

Si tuviese que hacer un resumen de cómo maquillar los ojos, junto con el *eyeliner*, simplificaría y diría que estas son las maneras más comunes y favorecedoras para sacar partido a todos los tipos de ojos, pero, como ya sabes, hay distintas formas de llevar a cabo estas versiones principales.

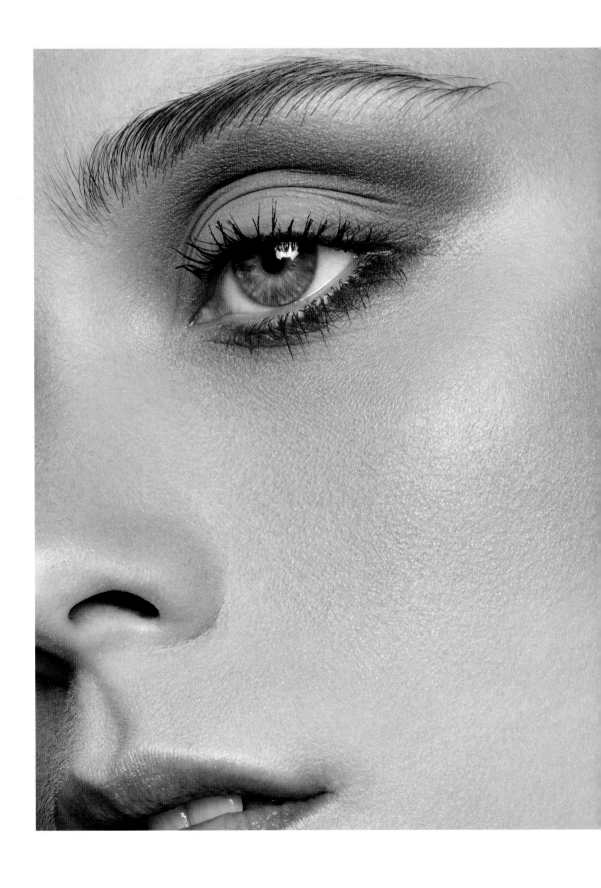

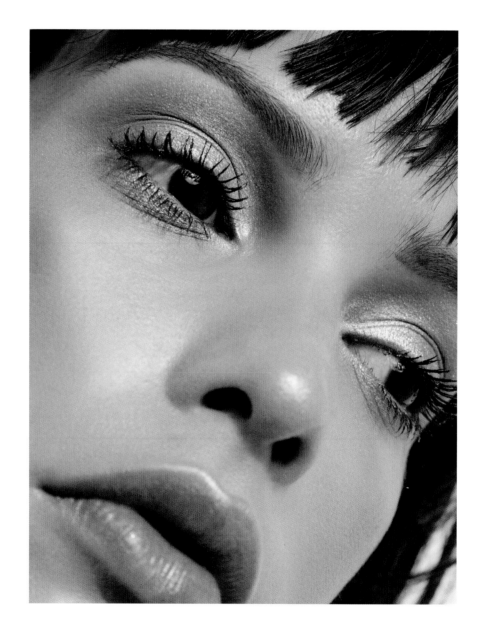

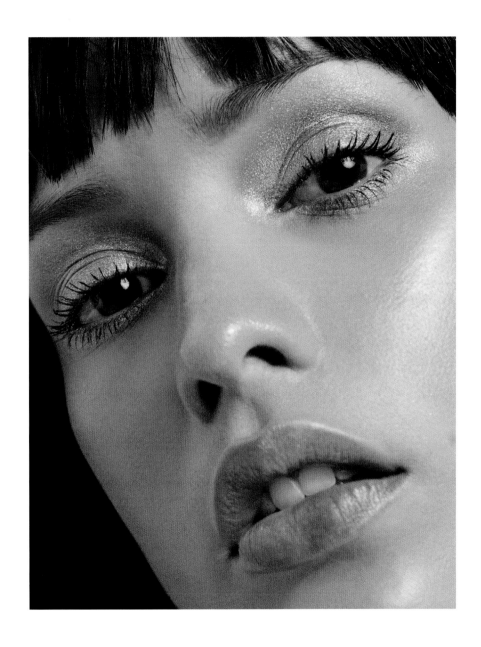

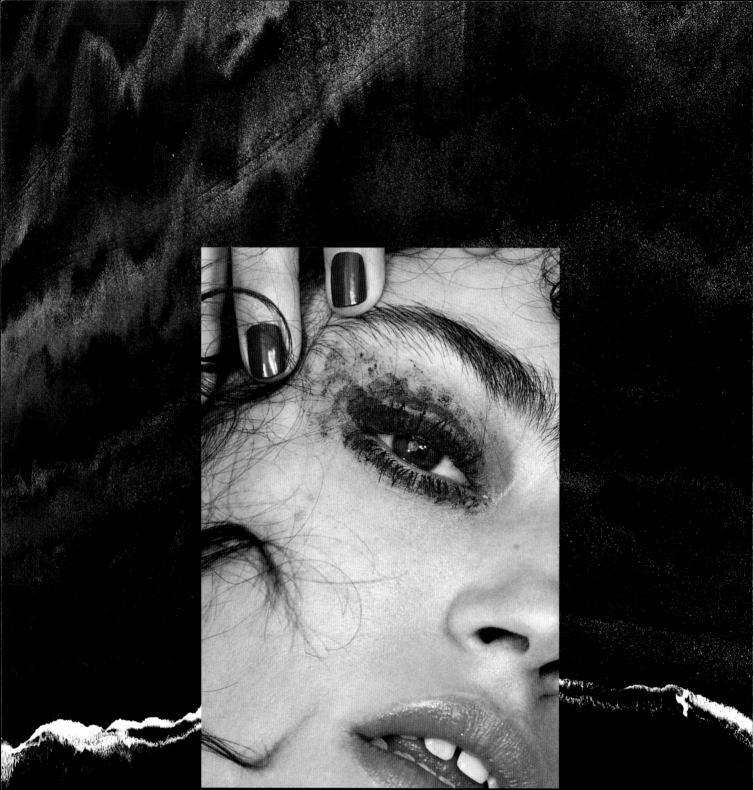

Tipos de sombras

03. Pigmentos

Los pigmentos solían ser los colores más puros y, como su nombre indica, pigmentaban dando un color más puro al maquillaje, pero hoy en día ya se pueden encontrar sombras con muchos colores y la diferencia fundamental entre ambos sería la textura, ya que estos son polvos sueltos. Resultan más complicados de utilizar para el día a día, pues al ser sueltos su aplicación es más difícil. La mayoría se pueden mezclar con agua o base específica, consiguiendo una mayor intensidad y fijación, y de esta forma se facilita su uso para que no termines espolvoreando toda la cara. Se aplican con el dedo o con pincel. También se utilizan para realzar el tono de la sombra o lo que hayas puesto debajo.

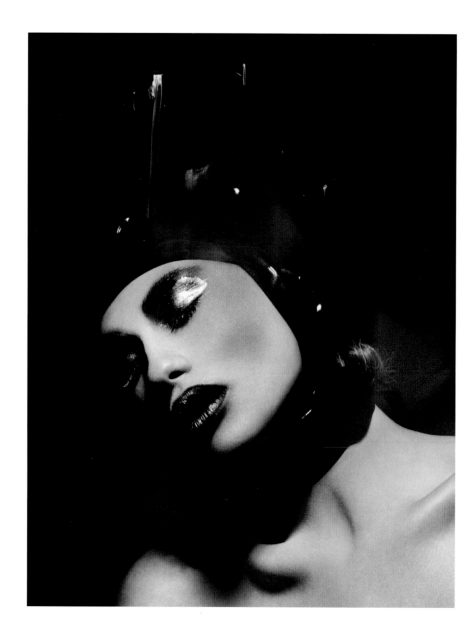

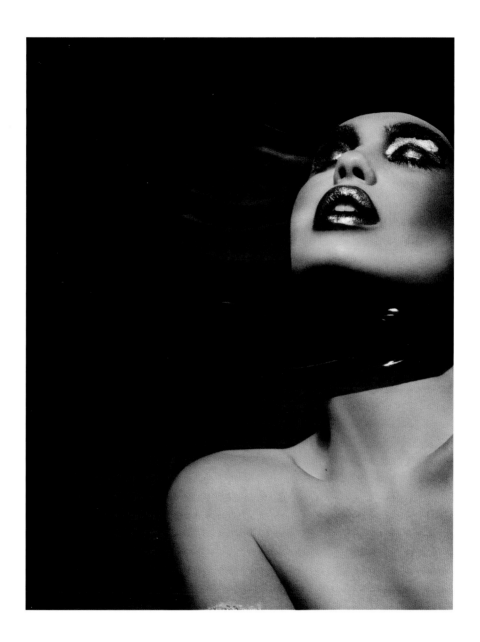

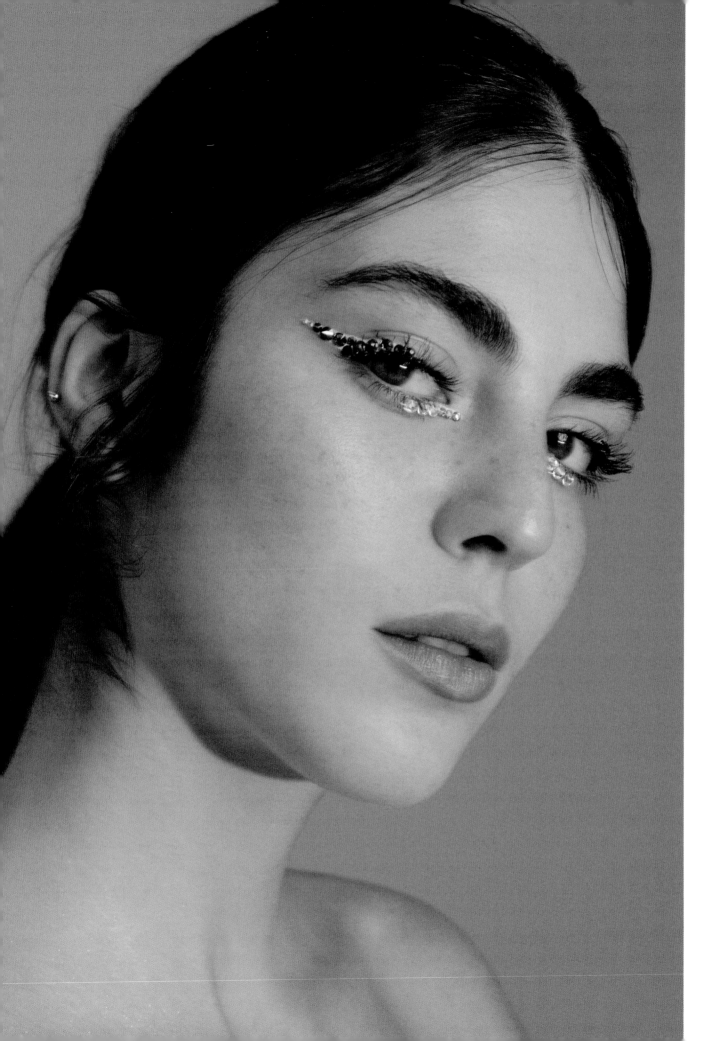

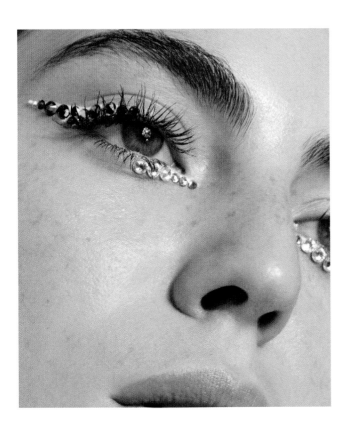

/08/ OJOS

Más arte en el maquillaje del ojo

Con las purpurinas, strass u otro tipo de materiales sueltos se puede dar un toque especial al maquillaje del ojo. Con estos «ingredientes» es posible dar rienda suelta a la creación y a la imaginación y hacer un maquillaje más artístico.

La purpurina viene suelta o en gel, que es mucho más fácil de aplicar. Para poner la purpurina suelta, pégala con algún gel especial, vaselina... Ve poniéndola poco a poco sin presionar, para que no pierda el brillo con el producto que usemos para fijarla. Sopla delicadamente para quitar el exceso de la que no se haya fijado. Un truco para que no se te vaya por todas partes cuando la estás esparciendo consiste en cubrir con un papel la parte donde no quieres que caiga. La puedes aplicar con los dedos o con pincel si necesitas que sea algo más preciso. También existen productos tipo gel, especiales para fabricar una pasta, que te puede servir para brillo o eyeliner, y puedes fabricar el tuyo propio con purpurina o pigmento.

Para pegar las piedras y demás hay pegamentos especiales para la piel, como *mastic*, o con el pegamento de pestañas que, aunque es menos resistente, también sirve. Las piedras y demás las puedes ir poniendo con unas pinzas, pues, al ser estas más finas que los dedos, te proporcionan más precisión.

Delineador
o eyeliner

Es un tipo de maquillaje muy utilizado. Nos ayuda a potenciar y enmarcar el ojo, así que bien hecho resulta sencillo y favorecedor. Tenemos que jugar con las distintas formas de los ojos y las diferentes maneras de hacer el delineado para elegir el que más favorezca.

Es algo complicado porque tenemos que saber cuál es la mejor forma de eyeliner para nosotros o para la persona a la que vamos a maquillar, dónde tiene que empezar el trazo, dónde terminarlo y cuál tiene que ser el grosor.

Una vez que lo sabes, solo tienes que practicar para que acabe saliendo el trazo perfecto y encontrar el producto con el que mejor lo hagas: lápiz, gel, crema, rotulador... Como ya te he dicho, tienes que conseguir el que más se adapte a tus necesidades tanto de manejo como de duración, ya que no todos los párpados son iguales y algunos productos duran más que otros.

Por ejemplo, si tienes un párpado graso, aparte de hacer lo que te he dicho con las sombras, utiliza un producto con una mayor duración, ya que la grasa hace que este desaparezca o se extienda por el ojo.

Mis favoritos son los de crema o gel. Los uso con pincel, fino o bien biselado (plano), y así consigo mayor precisión. Por lo general, este producto me gusta más por su textura y duración. Además, la mayoría puedes trabajarlos y difuminarlos antes de que se sequen.

Hay algunos lápices que bien afilados te sirven para este tipo de maquillaje y además los puedes difuminar antes de que se sequen. Este efecto es para conseguir un ojo delineado más suave que marque sin endurecer.

Los rotuladores te dan mucha precisión y rapidez, pero tienes que manejarlos bien para que te salga el trazo perfecto y, en general, no son para difuminar.

También se venden en polvo, tipo sombra, y hay que trabajarlos con agua, además se pueden difuminar. Suelen durar menos.

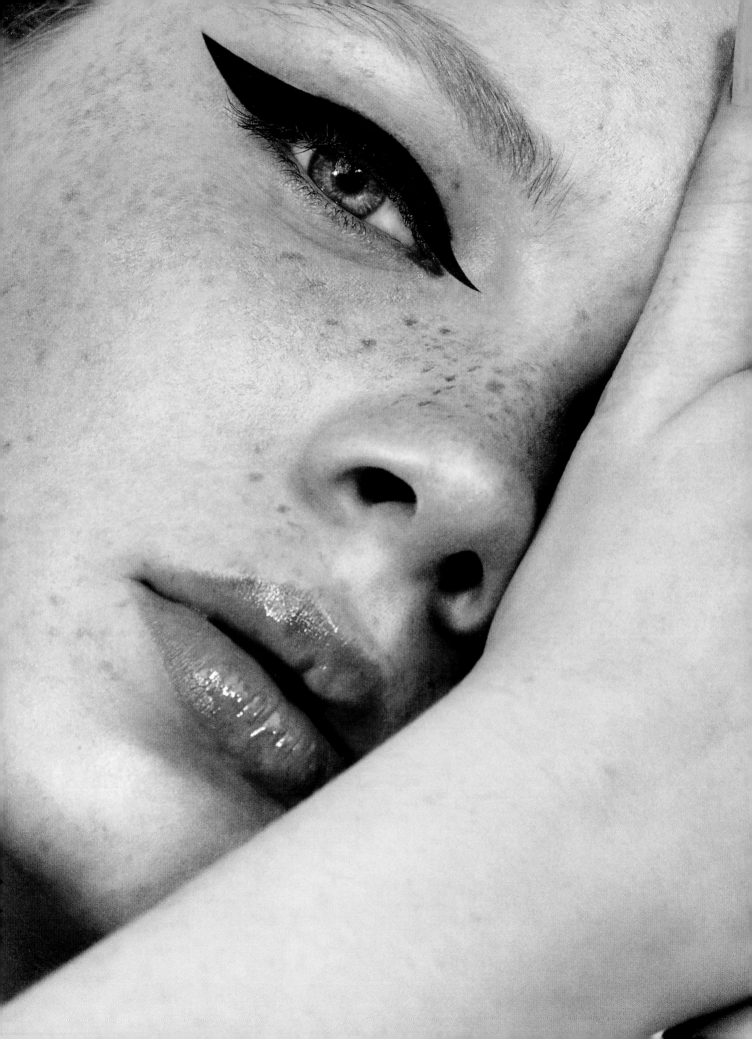

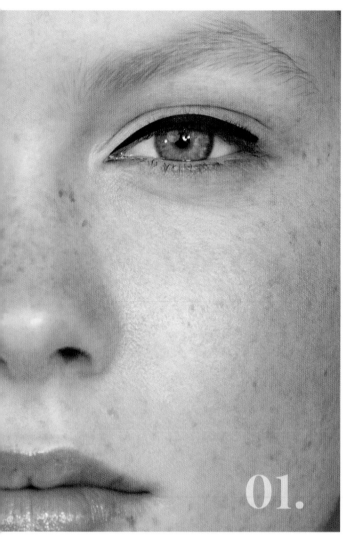

01.

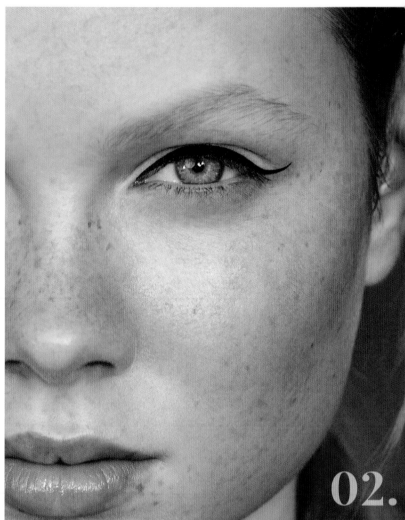

02.

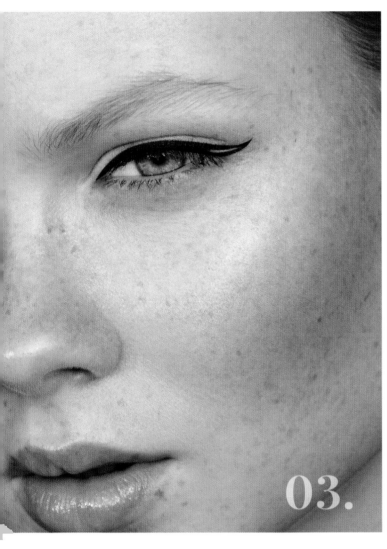

03.

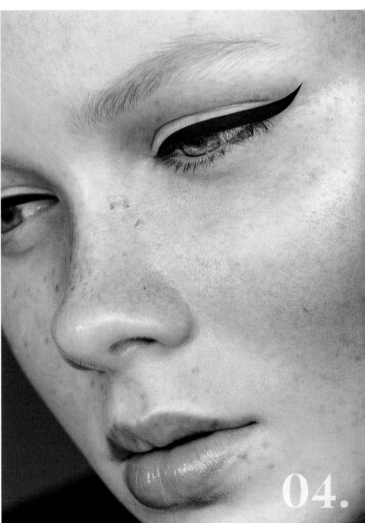

04.

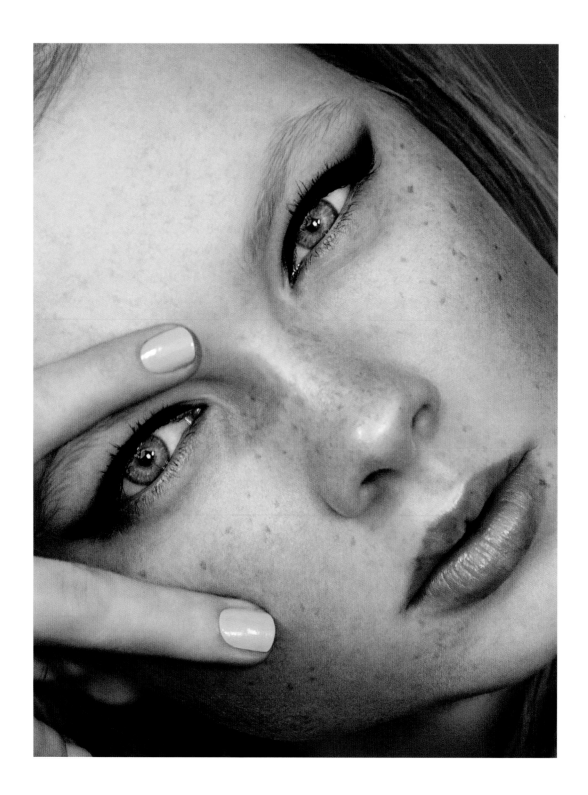

Mi consejo...

Si no consigues una línea uniforme, pon sombra negra encima con un pincel para corregir el trazo, ya que el pincel permite un trazo más sencillo y así disimulas cualquier irregularidad. Eso sí, esto lo puedes hacer dependiendo del tipo de delineador que utilices: los que son con una textura más plástica y brillante no te van a permitir poner sombra encima, pues se notaría demasiado y no quedaría bien, y la sombra negra que utilices tiene que pigmentar muy bien para igualar el tono del eyeliner que utilices.

En muchas ocasiones resulta difícil igualar los dos delineados de cada ojo. Lo que puedes hacer al terminar es coger un poco de desmaquillante de ojos, que no sea graso, empapar un bastoncillo y corregir las líneas hasta dejarlas simétricas y con un trazo más preciso.

Más trucos con el eyeliner

Delineado a lápiz
Haz una línea a ras de pestañas para marcar los ojos y darles fuerza e incluso intensificar el color de estos, ya que el negro potencia el color (puedes utilizar cualquier otro, pero el negro resalta más cualquier color). Si no se marca mucho o se hace de manera más difuminada, la mirada se endurece menos. Ese efecto se puede conseguir con un lápiz; eso sí, tiene que ser bueno y duradero para que aguante bien y no se pierda la línea.

Delineado arriba y abajo
Da lo mismo el tipo de delineador que utilices, lo que tienes que saber, y sirve para todos, es que la línea que hagas debe ir bien pegada a la de las pestañas sin dejar un hueco entre una y otra.
Si delineas el ojo por debajo, también tienes que acercarte bien a la línea de las pestañas, y si metes raya negra por dentro, debes unir las dos en una sola para no dejar un hueco blanco en el medio. Tiene que parecer una única línea. Pero si solo haces la línea por dentro, rellena bien todo el hueco hasta las pestañas.

Delineado «cat-eyes»
Si quieres conseguir un efecto «cat-eyes», haz el delineado tirando hacia el extremo del ojo para rasgarlo. También puedes conseguir este efecto con pestañas postizas hacia el final del ojo para marcarlo más.
Todos estos tipos de delineadores se pueden encontrar en cualquier tono y jugar con el color que más te apetezca.

Otros tipos de eyeliner

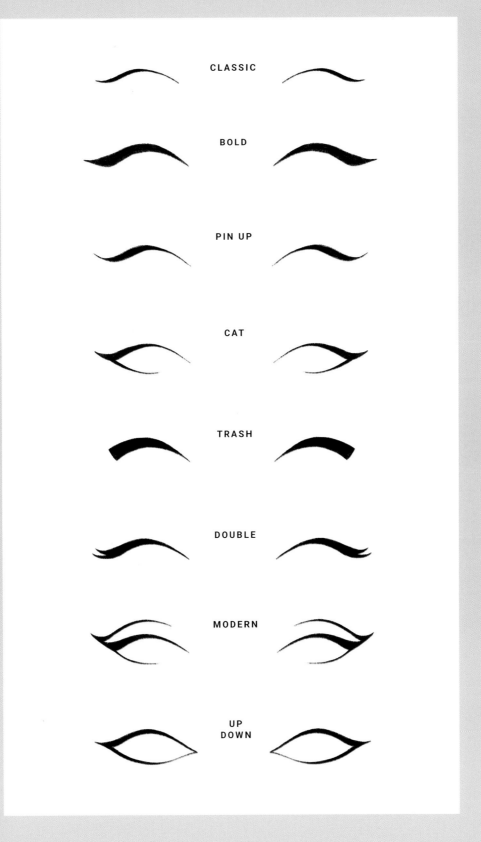

CLASSIC

BOLD

PIN UP

CAT

TRASH

DOUBLE

MODERN

UP
DOWN

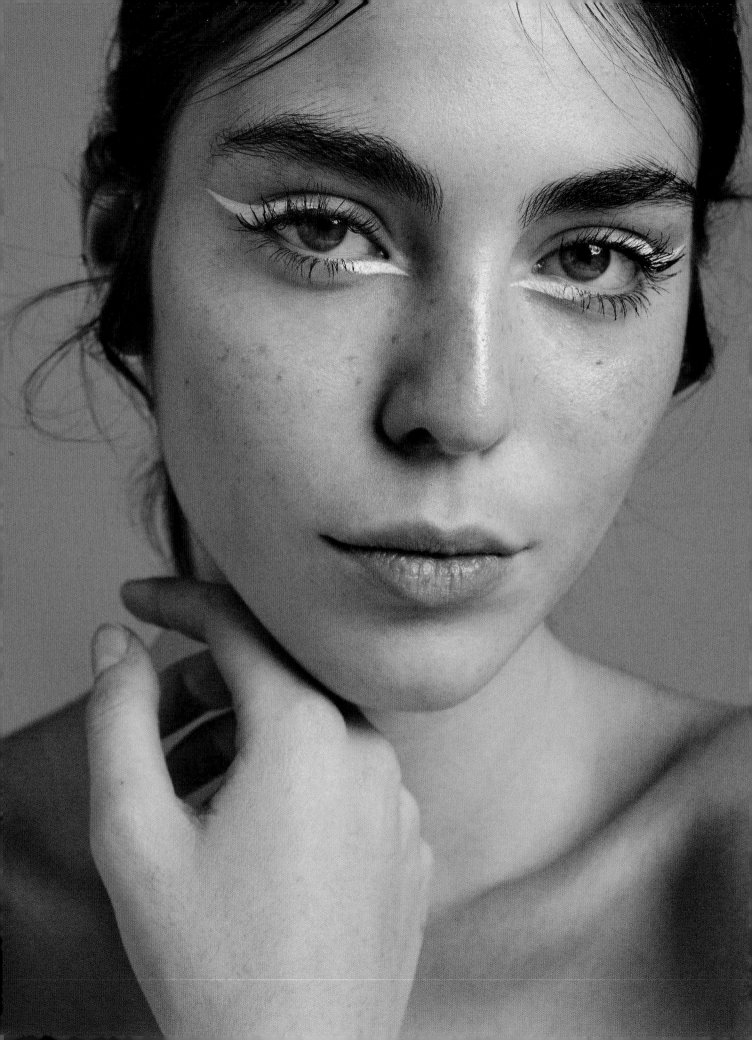

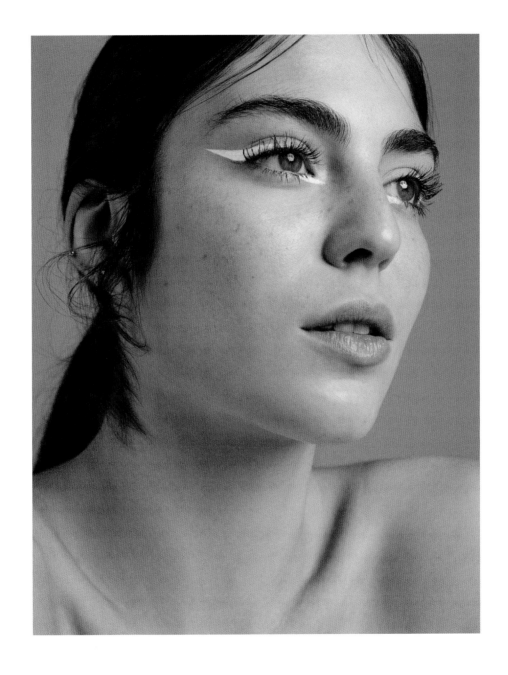

/09/
Las pestañas

Al servicio
de tu mirada

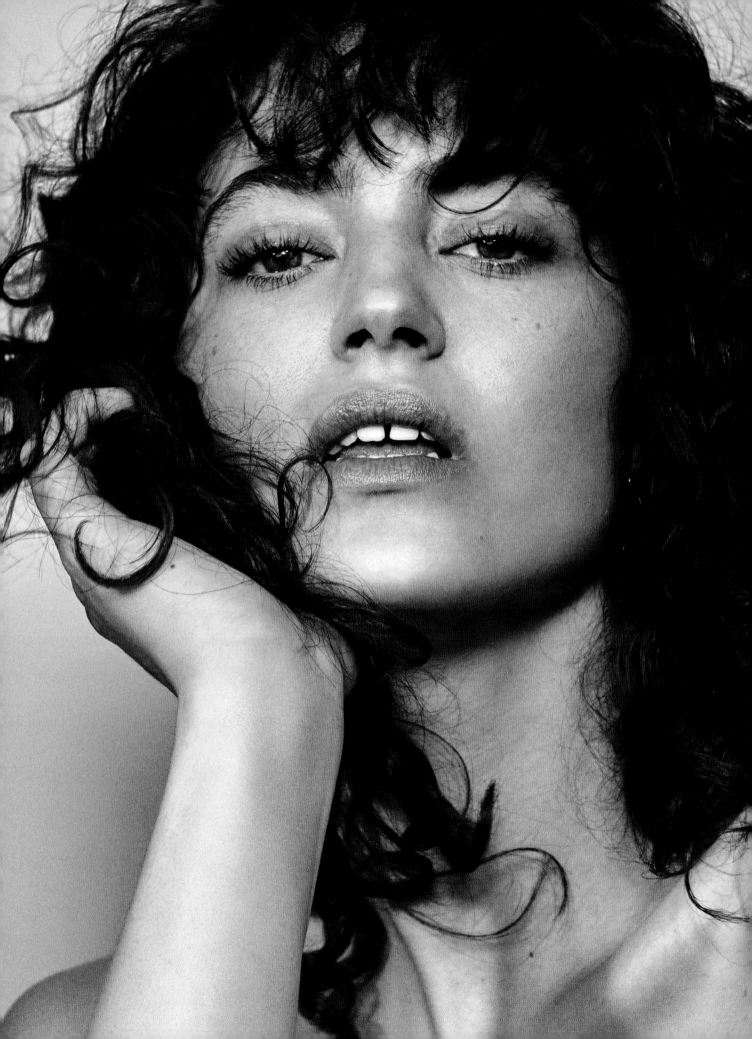

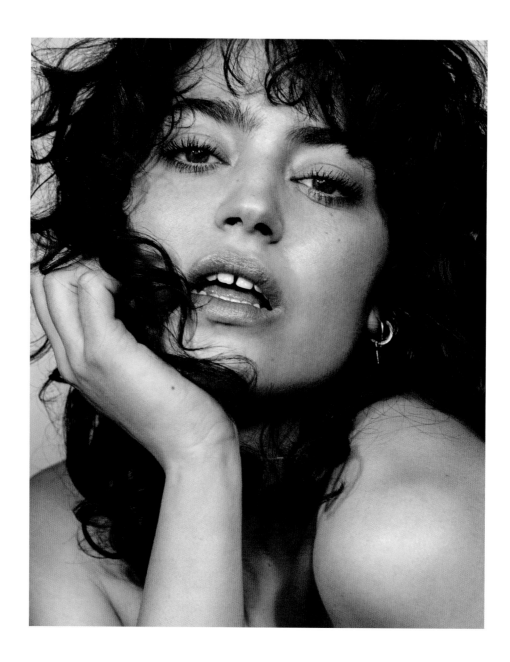

Al servicio de tu mirada

Las pestañas, al igual que las cejas, desempeñan un papel muy importante en el maquillaje, ya que trabajándolas bien, podemos abrir la mirada y prescindir, por ejemplo, de cualquier tipo de maquillaje en los ojos. Las pestañas cambian mucho la mirada. En ocasiones pasan desapercibidas por el tono y por el grosor. Dependiendo del efecto que se quiera conseguir, se incide más o menos en ellas. Para que sea posible todo esto, contamos con diferentes elementos.

Rizador

Como ya te mencioné al principio del libro, el rizador de pestañas es un elemento indispensable a no ser que tengas las pestañas perfectas, manejables y bien colocadas. Con el rizador puedes curvar las pestañas, lo que te va a ayudar a abrir más la mirada. Siempre que quieras conseguir ese efecto, el rizador va a ser tu mejor aliado, pues, aunque las máscaras de pestañas sean muy efectivas y encuentres de todo tipo que se adapten a tus necesidades y gustos, el rizador hace que se mantengan mejor. El efecto va a durar hasta que te quites la máscara (en caso de ponerla) y te limpies los ojos.

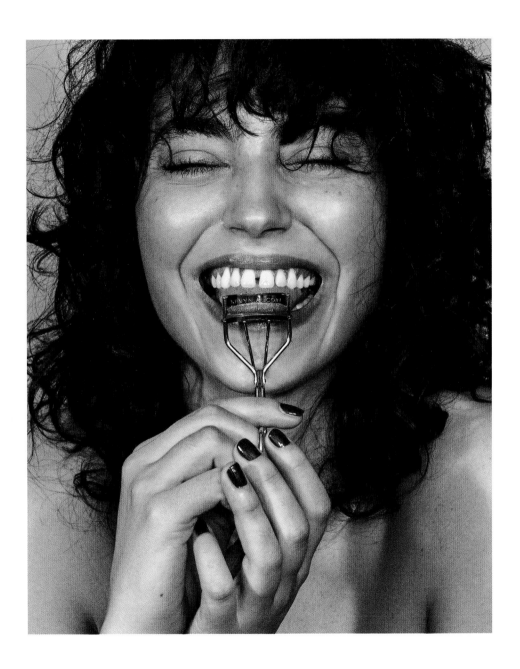

/09/ LAS PESTAÑAS

Máscara
de pestañas

Después de rizar las pestañas, en el caso de ser necesario, trabajarás bien con la máscara, poniendo el cepillo en la base de estas y depositando la mayor cantidad de producto ahí. De esta forma creas una línea imaginaria, consiguiendo el efecto óptico de mayor cantidad de pestañas sin delinear el ojo.

Siempre tienes que ponerla de la base hacia la punta, que dejas más ligera para que pese menos y no se caiga hacia abajo por el peso. Con esto no me refiero a que no pongas máscara en las puntas, sino a que hay que trabajar muy bien la base de las pestañas y después llegar a las puntas con menos cantidad, sobre todo porque suelen ser más claras y de esta manera se verán más largas.

Si buscas potenciar mucho la mirada, tienes que trabajar muy bien las pestañas poniendo varias capas de máscara. Todo este proceso va a cambiarla mucho, por eso es importante tomarse el tiempo necesario para maquillarlas bien y obtener un buen resultado.

Hay muchos tipos de máscara con diferentes texturas, más o menos densas, con distintos cepillos con los que se pueden conseguir diversos efectos, como alargar, dar volumen... Tienes que elegirlas según tus necesidades y gustos. Las más ligeras te darán un efecto más natural y las más densas marcarán más la pestaña, aportando más grosor a estas.

En mi maleta siempre llevo varios tipos de máscaras y, según vea las pestañas, utilizo una u otra, e incluso muchas veces las mezclo y aplico varias para un mismo maquillaje. Por ejemplo, con una alargo y separo las pestañas y después aplico otra que aporte más volumen. El objetivo es conseguir alargarlas sin apelmazarlas y a la vez lograr mayor grosor en estas.

También existen máscaras resistentes al agua (waterproof) cuya fórmula es más duradera.

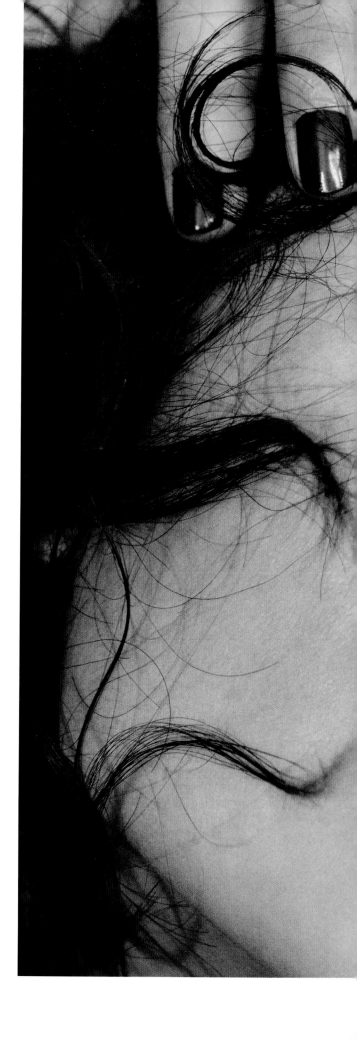

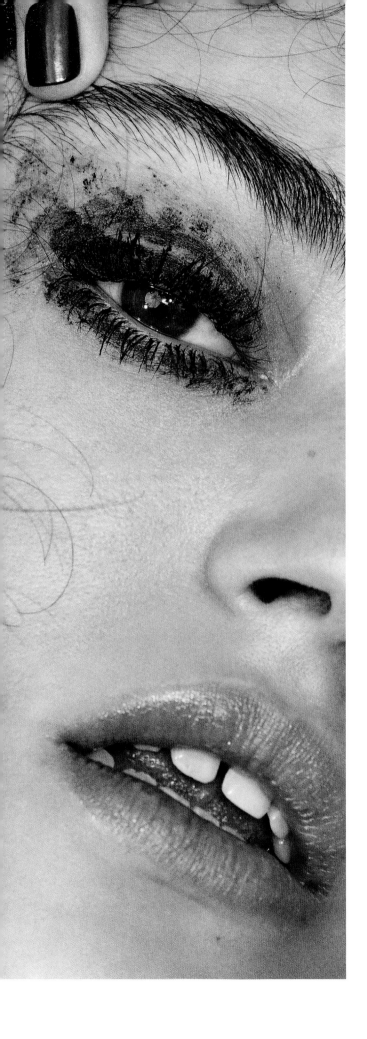

Por norma general, yo suelo recomendar la máscara negra para todo el mundo, incluso para personas con las pestañas claras, ya que resaltan más y se consigue un efecto más natural. Existe una amplia gama de colores con los que jugar y potenciar más los ojos en función del tono que se utilice. Recomiendo el mismo cuadro de colores que en el caso de las sombras.

También hay máscaras con purpurinas para hacer más brillante tu mirada, aunque yo solo las aconsejo para ocasiones excepcionales, ya que, aunque quedan bonitas y divertidas, resultan un poco incómodas porque no dejas de ver brillos debido a los reflejos de las purpurinas.

Recomiendo poner un poco de máscara debajo del ojo siempre para resaltarlo y abrirlo, pero debes tener en cuenta que el efecto es más dramático. De este modo, si tu ojo es muy redondo, puede parecer que tienes un ojo de muñeca; o si lo tienes caído, que ese efecto se agudice. Aun así mi consejo para un buen maquillaje es poner la máscara arriba y abajo, aunque sea solo un poco en la base de las pestañas de abajo, ya que equilibra más la fuerza del ojo.

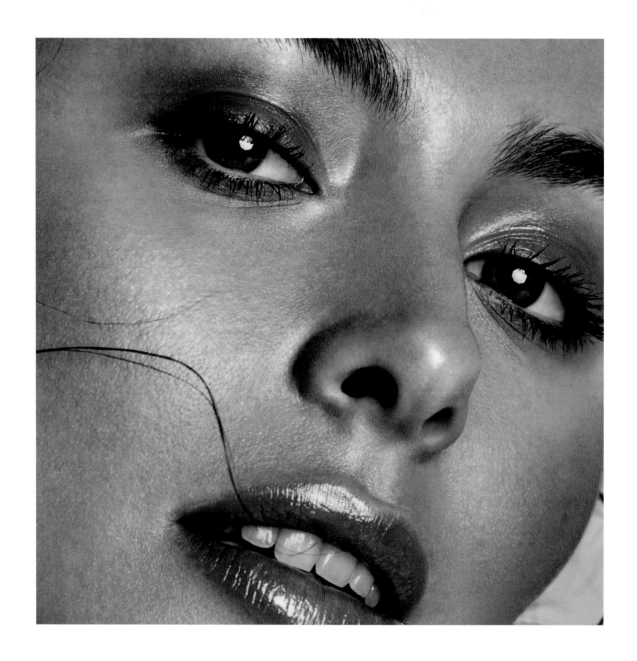

Mi consejo...

A muchas personas les sucede que terminan con el ojo negro en la parte inferior por culpa de la máscara. Para evitarlo, te recomiendo las resistentes al agua (*waterproof*) ya que suelen aguantar mejor y evitan que ocurra esto. También resultan útiles para personas con las pestañas muy largas a las que se les mancha el párpado o el cristal de la gafa, e incluso para pestañas muy rebeldes, porque se mantienen arriba mejor. Y en algunas ocasiones son recomendables para el maquillaje de novia, como seguro antilágrimas.

Su uso diario no es apto para perezosas, ya que cuesta más desmaquillar las pestañas con estas máscaras, aunque con un desmaquillante bifásico o aceite se eliminan sin problema.

Pestañas postizas

Las pestañas postizas cada vez están más de moda. Antes se utilizaban para alguna ocasión especial y ahora se usan más a menudo y en el caso de algunas personas a diario. Se pueden crear varios efectos dependiendo del tipo de pestaña que se emplee.

Pestañas finales: estas se utilizan de mitad del ojo hacia afuera. Alargan y rasgan la mirada. Para mi gusto son muy favorecedoras y sencillas de poner. Se adaptan a cualquier forma de ojo y tipo de maquillaje. Las recomiendo al cien por cien.
Yo siempre suelo utilizar las de este tipo. Puedes comprarlas que vayan de mitad al extremo o coger una para todo el ojo y cortarla en dos, de este modo una única pestaña te sirve para los dos lados. Las pestañas postizas suelen tener el comienzo del ojo más corto que el final, ya que es la forma natural de las pestañas reales. Por eso, si las partes por la mitad, es importante que te asegures de que la porción más corta quede a mitad del ojo y la más larga en el extremo.

Pestañas enteras: este tipo de pestañas te proporciona un aspecto más dramático, a no ser que tengas un párpado y un ojo grandes. En este caso son recomendables, pero pueden hacer que el ojo caiga demasiado si no son muy naturales. Las recomiendo para un maquillaje más fuerte y si vas a someterte a una luz muy potente que diluye su fuerza, por ejemplo, si trabajas en la televisión o en el teatro. También resultan adecuadas para personas a las que les guste llevar un maquillaje muy marcado.

Pestañas por grupos o individuales: estas te proporcionan un aspecto más natural porque las vas adaptando a tus necesidades. Se requiere algo más de paciencia y experiencia, ya que hay que ir de una en una, pero el resultado es muy natural. Se suelen utilizar para rellenar huecos, tupir las pestañas de manera natural o alargar el final del ojo.

Pestañas permanentes: hoy en día este tipo de pestañas está muy de moda, debido a que resultan muy cómodas porque te levantas con la mirada perfecta, como si llevaras máscara. Se ponen en centros especializados y las adaptan a tu gusto: más o menos tupidas, más o menos largas, etcétera. Requieren un mínimo de cuidado, como peinarlas, evitar mojarlas, o maquillarlas para una mayor duración.

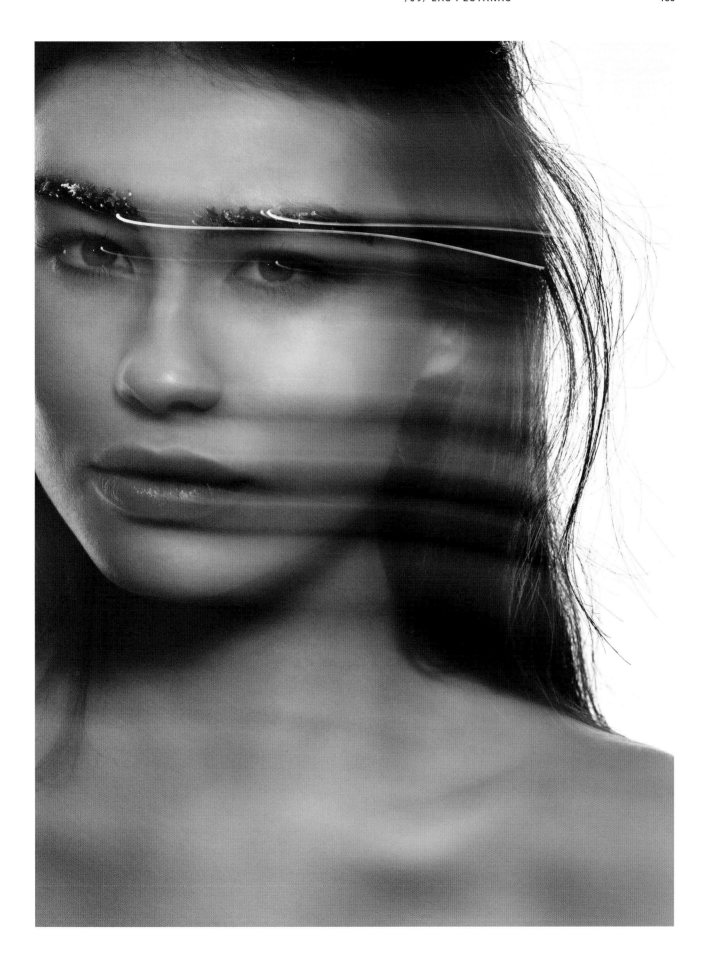

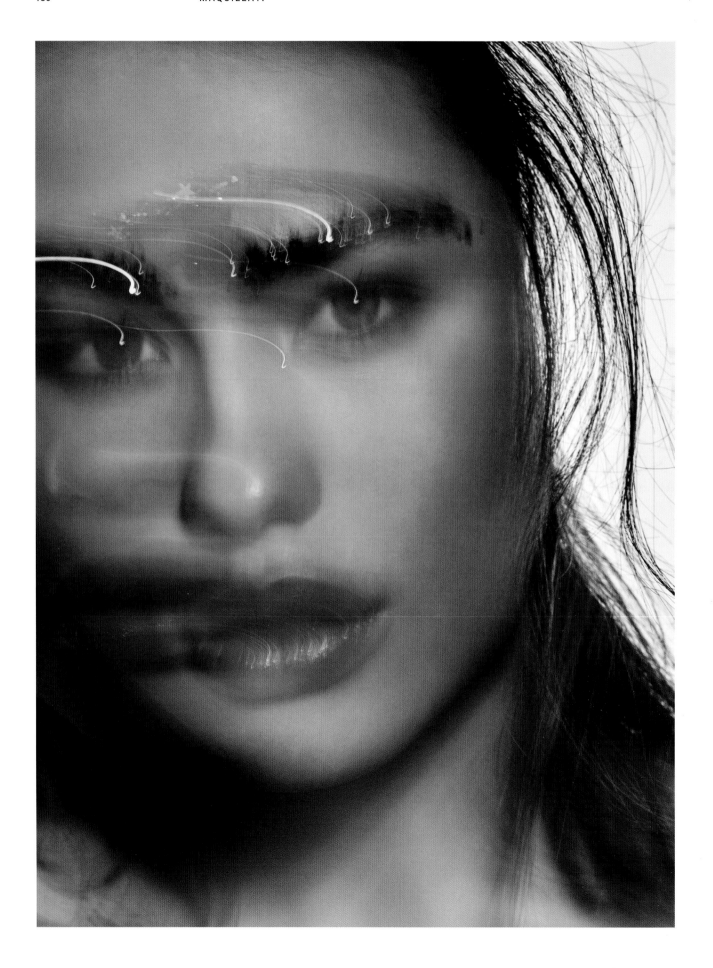

¿Cómo se ponen las pestañas postizas?

Para pegar las pestañas postizas tienes que utilizar un pegamento especial, pues la zona del ojo es un sitio delicado. De esta manera, también evitas arrancarte las pestañas naturales.

Antes de ponerlas haz una línea negra o marrón oscura muy fina o gruesa dependiendo del maquillaje que vayas a llevar. En el caso de ser algo sin líneas, haz una finita, apenas visible, a ras de las pestañas, como base para pegar la pestaña y que parezca la raíz de estas, y coloca las postizas ahí, justo en el nacimiento de las tuyas. Antes de pegarlas lo más importante es que te asegures de poner la pestaña en el ojo correspondiente. La parte que va hacia fuera del ojo es más larga que la que va en el comienzo en caso de ser enteras o en el medio si son finales. Es fundamental que te fijes en esto para que no las pongas mal.

Pon muy poca cantidad de pegamento para que no haya exceso de producto y se vea o para que no se pueda meter en los ojos y te emborrone la sombra o lo que lleves en el párpado. También para evitar que se te peguen las pestañas de abajo. El pegamento lo pones sobre las postizas, las colocas en la línea a ras de las pestañas y las sujetas unos segundos para que queden bien pegadas unas con otras y no se muevan. Yo me ayudo con un palito de naranjo para que queden pegadas por todas partes.

Al abrir el ojo tienes que ver que no se te ha pegado ninguna de abajo en la parte de arriba. Si se pega alguna con las de arriba, que suele pasar, con el mismo palito, y con cuidado de no meterlo en el ojo, la despegas.

Después con un eyeliner —a mí me gusta más en crema ya que por la textura puedes poner más cantidad— haces una línea sobre el nacimiento, encima de la que has colocado, más o menos marcada dependiendo de tu maquillaje. Así taparás el comienzo de las pestañas haciendo que no se aprecien las postizas. Para finalizar, coges la máscara de pestañas y unes las pestañas reales a las postizas para que no se vean dos filas y estas queden perfectas pareciendo una única. Este paso es fundamental para que toda la operación sea perfecta.

Con las sueltas puedes prescindir de hacer una línea, ya que el comienzo de estas es como el de las naturales, pero también conviene unificarlas con la máscara para que queden más reales y no se noten.

Para quitarlas es muy sencillo: coges las pestañas desde el extremo y, pegadas al ojo, las quitas despacio como si fueran una pegatina. También al desmaquillar estas se van despegando, eliminándose fácilmente.

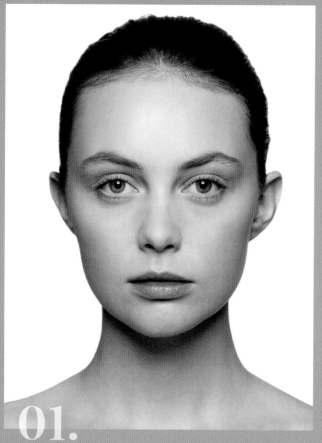

01.

LIMPIA LA ZONA DEL OJO

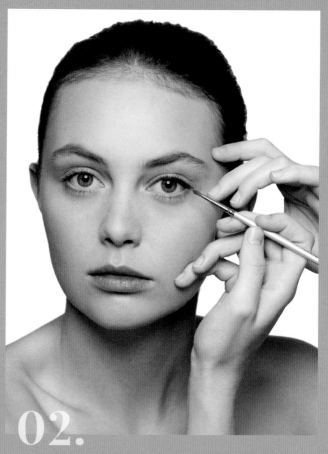

02.

TRAZA UNA LÍNEA A RAS DE LAS PESTAÑAS

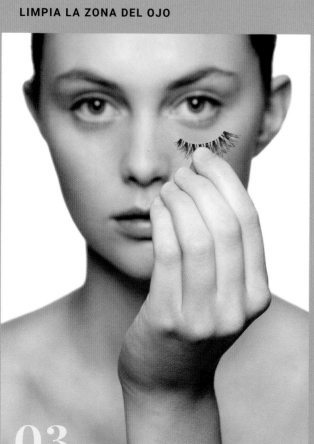

03.

COMPRUEBA QUE LA DIRECCIÓN ES CORRECTA

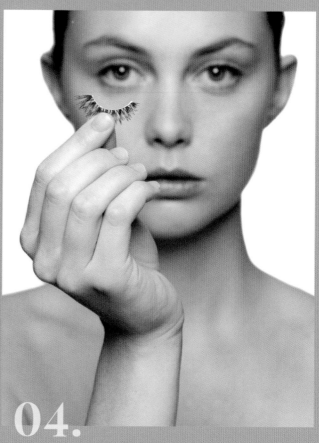

04.

APLICA MUY POCA CANTIDAD DE PEGAMENTO

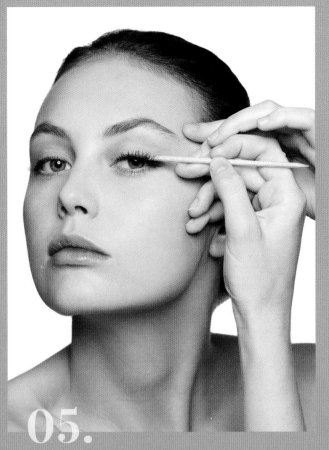

05.

PRESIONA UNOS SEGUNDOS PARA FIJAR BIEN

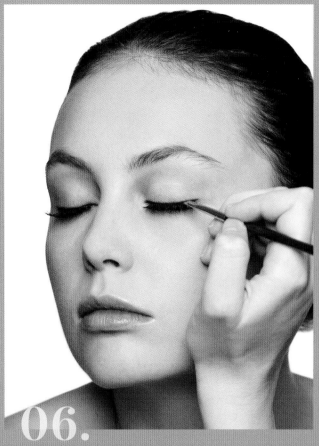

06.

DISIMULA TRAZANDO UNA LÍNEA CON EL EYELINER

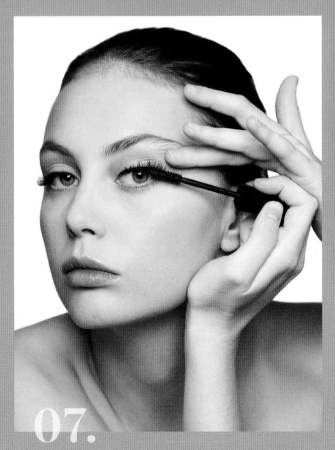

07.

UNE AMBAS PESTAÑAS CON LA MÁSCARA

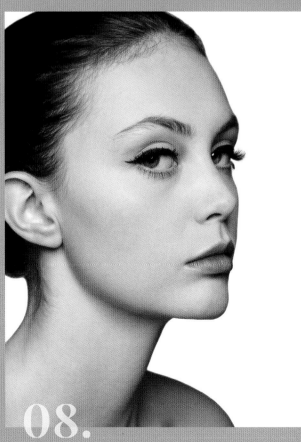

08.

¡LISTO!

/10/
Boca

¡Píntate los labios!

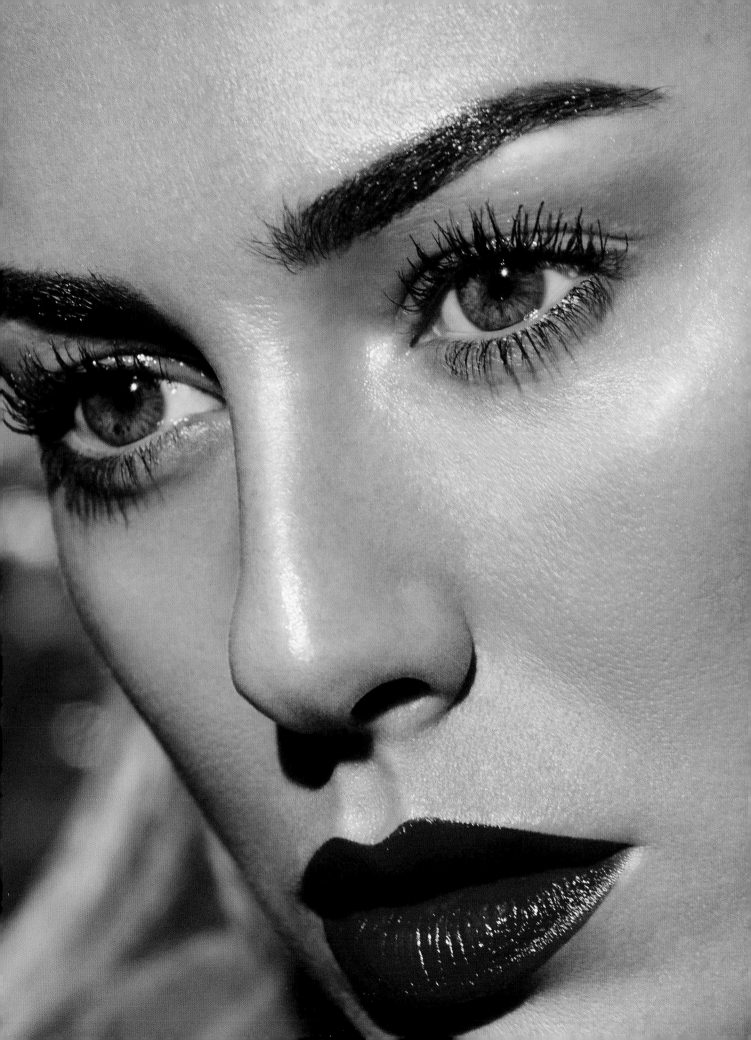

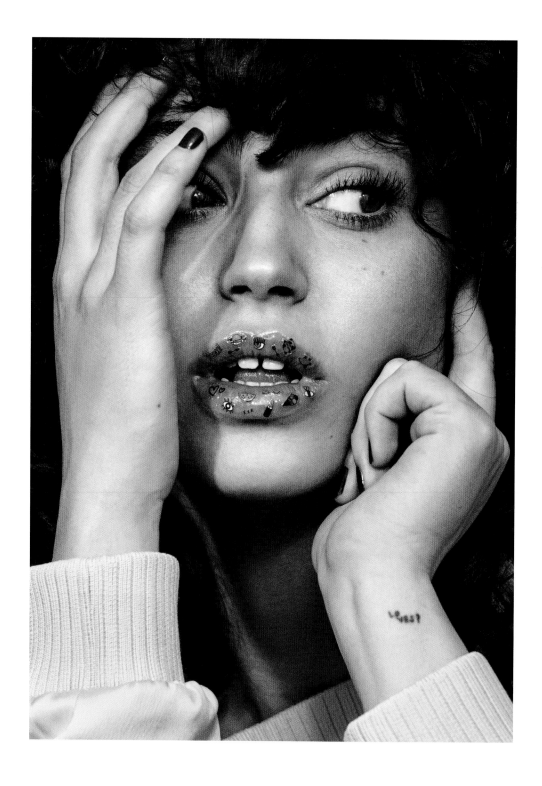

/10/ BOCA

¡Píntate los labios!

Hay muchas teorías diferentes a la hora de elegir el labial o barra de labios que más nos favorece. Desde mi experiencia, puedes escoger el color que te guste y saber si te sienta bien o no, si resalta tus rasgos, si te sientes cómoda, etcétera. Sí es cierto que hay colores que te pueden sentar mejor que otros, pues algunos no son tan favorecedores y pueden sentar peor a la cara o amarillear los dientes, debido a la base de color que lleven (si esta es más naranja, conseguiremos un efecto más amarillo, y si llevan base azul, el efecto es más blanco), pero creo que cada una sabe si un color le sienta mejor o peor. También dependerá del día, de la situación o del estado anímico que tengas en el momento.

A veces elegimos el color del labio en función de cómo nos sentimos, ya que la colorterapia o cromoterapia demuestra cómo el color puede afectar en el cuerpo y la mente de las personas. El color puede ayudarnos a controlar y a cambiar diferentes estados de ánimo.

Otro punto diferente es la manera de ponerte el labial. Para dibujar la boca y evitar que se salga el color. Por ejemplo, en bocas de más edad con pequeñas arrugas o con una textura marcada es conveniente dibujar primero la boca con un perfilador, ya que este hace de barrera del labial que pongas al tener otra textura y así se fija mejor, pero esto no es necesario en todos los casos.

Perfiladores

El perfilador te va a ayudar a dibujar el contorno de la boca y dejarla perfecta. También lo puedes utilizar, como ya te he dicho, para evitar que el color se salga y se marquen esas «rayitas» que suelen salir con los labiales más cremosos cuando ya existen arrugas alrededor de la boca. Para estos casos, también existen unos perfiladores con una cera transparente que impiden que el color se salga, ya que recubren las líneas del labio haciendo una barrera transparente y evitando así que el color se expanda.

Para dibujar la boca perfecta con el perfilador sigue la forma natural de los labios, excepto los casos en los que tengas que corregir imperfecciones. Si es así tendrás que igualar la forma para dejarlos simétricos.

Cuando quieras dar más grosor a la boca, dibuja por fuera del contorno del labio o, en caso contrario, si la prefieres más fina, dibuja el contorno por dentro. Un ejemplo sería una boca con un labio fino y el otro muy grueso con una diferencia extrema. No puedes pretender que queden igual, pero sí disimular un poco la diferencia corrigiendo el fino con un perfilado por fuera y el grueso con uno por dentro para equilibrar.

Si el labio tiene mucho color de manera natural porque está muy pigmentado, puedes tapar con un poco de base de maquillaje la parte del labio sin maquillar para unificarlo y que desaparezca mejor.

Si se trata de una boca asimétrica, tendrás que intentar equilibrar lo máximo posible, a no ser que estés maquillando a alguien que le guste así, en ese caso respetarás el gusto de la persona, por mucho que seas maquilladora y quieras dejar las cosas lo más perfectas posibles. Este es un consejo muy importante que te doy como profesional, lo primero ante todo es escuchar lo que la persona a la que vayas a maquillar quiera, ya que por mucho que sepas, como te digo, el gusto de cada uno es muy personal y debes tratar de agradar y adaptar el maquillaje a sus necesidades o gustos. Este es uno de los mejores consejos que te puedo dar como profesional para que lo apliques a la hora de maquillar a alguien.

Cuando utilizas color, el perfilador ha de ser del mismo tono que el labial o un poco más oscuro. Esto es así si quieres crear un efecto de volumen óptico en la boca gracias a la superposición de los dos tonos.

Si deseas llevar la boca perfecta, es muy importante el perfilado. Para ello tienes que ser paciente y tomarte tu tiempo hasta dejarla bien. Es imprescindible que tengas un espejo y puedas verte de frente para apreciar así la asimetría de lo que estás haciendo, y no haya posibilidad de error.

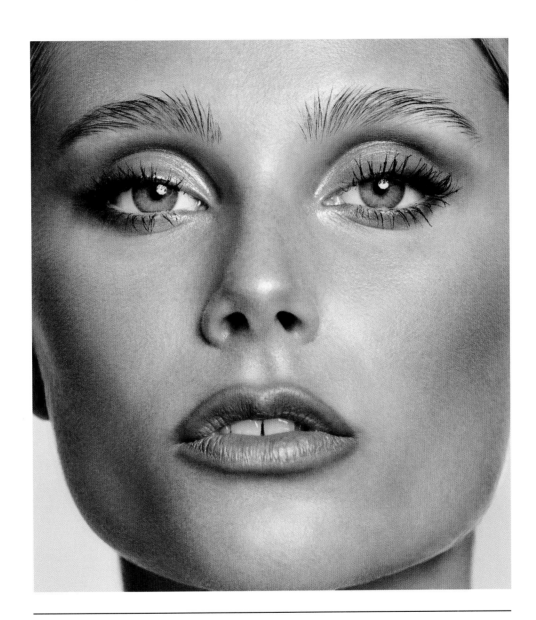

En el caso de querer llevar una boca natural, pero dibujada, elegirás un tono parecido al del labio y después lo difuminarás hacia dentro para que se pierda, dejando una boca perfecta, pero sin líneas.

«Puedes dibujar el contorno con un pincel fino si no encuentras un perfilador del color de tu labial o simplemente prefieres hacerlo así, pero el perfilador va a mantener el color más fijo».

/

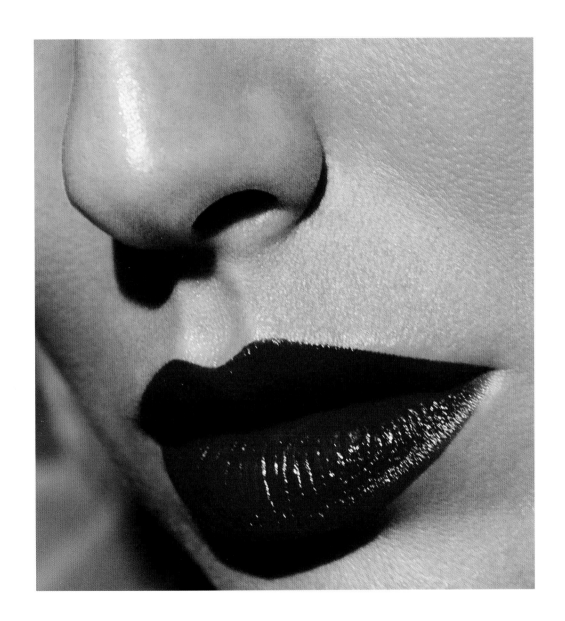

Labiales

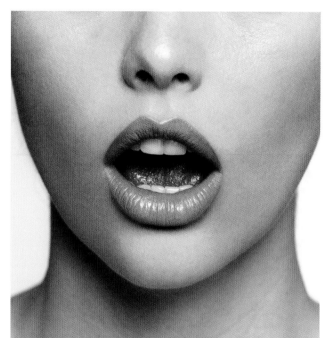

Partiendo de la base de que existen un montón de colores, texturas, y tipos diferentes, podemos elegir las que queramos y jugar con ellas en cada ocasión. Entre la amplia gama de labiales existen:

Barras mates

Estas barras tienen mayor duración. Es conveniente que el labio esté bien hidratado para que no se cuartee y los labiales no marquen las pieles secas. El inconveniente de estas barras es que por lo general suelen resecar más la boca, pero en contrapartida se conservan más tiempo.

Barras «glossy» o satinada

Son más brillantes que las barras normales y tienen menor duración.

Barras crema

No son muy brillantes ni muy mates, están entre medias de ambas. Son las más comunes.

Tintes

Son productos presentados de muchas maneras: líquidos, en crema... Por regla general sirven también para dar rubor a la mejilla. Lo que hacen es teñir la piel. Pueden tener un color intenso, pero normalmente su efecto es menos cubriente y suelen tener una mayor duración.

Brillos de labios-gloss

Estos tienen más o menos color, pero no suelen ser tan cubrientes. Simulan un mayor volumen, como de 3D, porque cubren la textura del labio y las imperfecciones que puedas tener, rellenando. Son jugosos. También se ponen encima de las barras para conseguir más intensidad o dar un toque en el centro para lograr un efecto de luz. Son fáciles de aplicar.

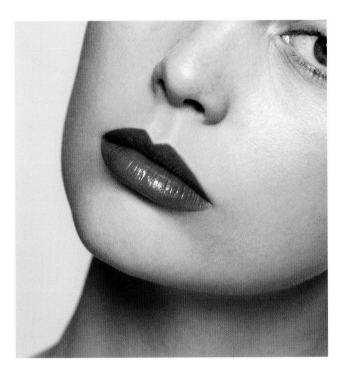
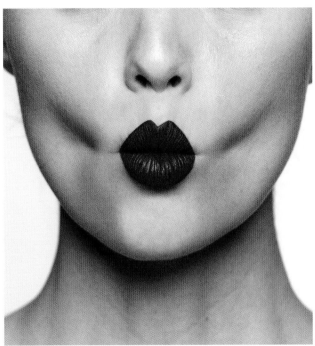

A la hora de poner un color fuerte, un buen truco para que te aguante más es perfilar rellenando por dentro también, y aplicar encima la barra de labios, quitar el exceso con un papel y después volver a poner color con la barra. De esta manera consigues una mayor duración.

Un truco que utilizo, cuando quiero dejar el contorno de una boca perfecto, consiste en pedir a la modelo que estire los labios. De esta manera llego a las pequeñas rayitas para rellenarlos y dejar así un perfilado uniforme, pues si no están estiradas no consigo alcanzar esa pequeña hendidura de las arruguitas del labio y esto puede provocar un salto de color. Pero con este proceso lo evito y queda ese efecto de boca perfecta con volumen. Para conseguir el mejor de los resultados es importante que tengas siempre bien afilado el perfilador.

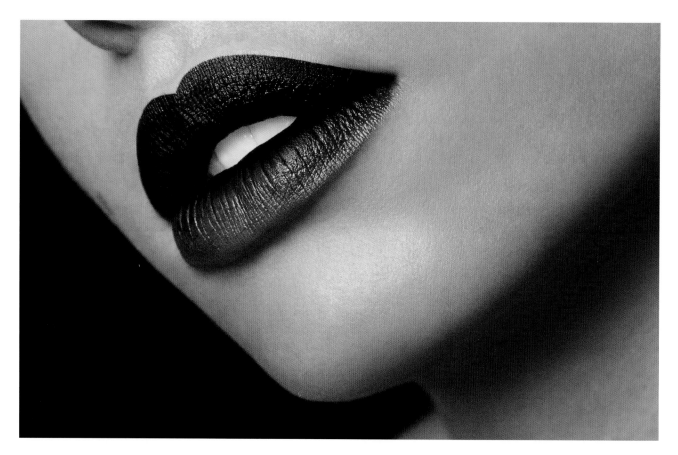

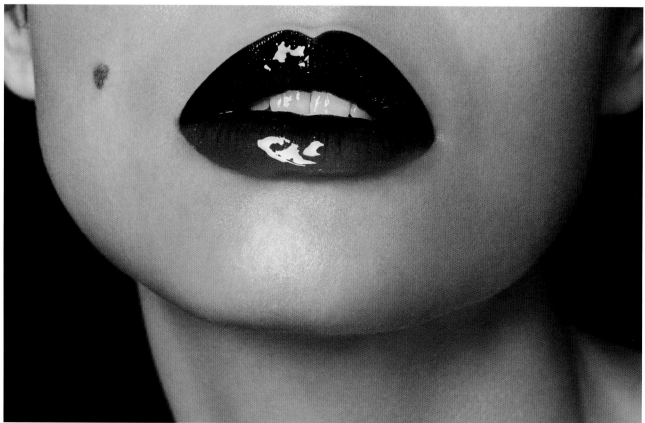

Mi consejo...

Las barras de labios recomiendo aplicarlas con un pincel de labios para tener mayor precisión, pero para hacerlo más rápido puedes rellenar con la barra y hacer el contorno con el pincel.

Para llevar la boca bonita tiene que estar cuidada. Para ello existen exfoliantes especiales que quitan esas pieles sobrantes tan incómodas, y siempre intentar hidratar la boca lo mejor posible, sobre todo si te gusta llevar barras mate.

/11/
Trucos

¡Maquilla.T!

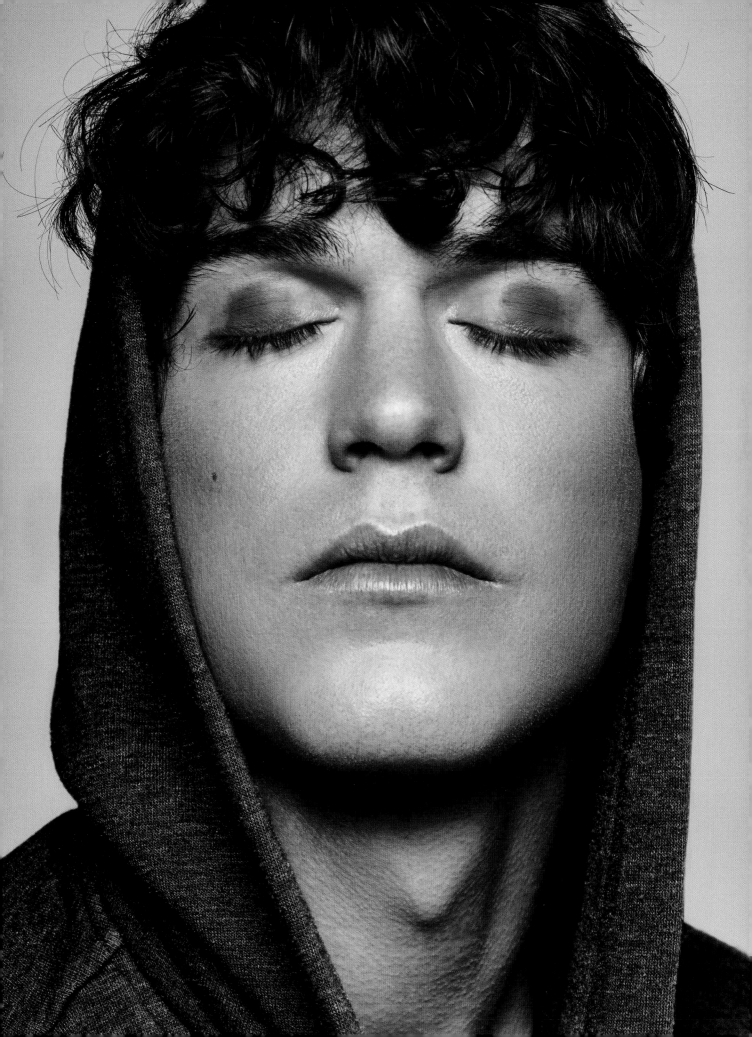

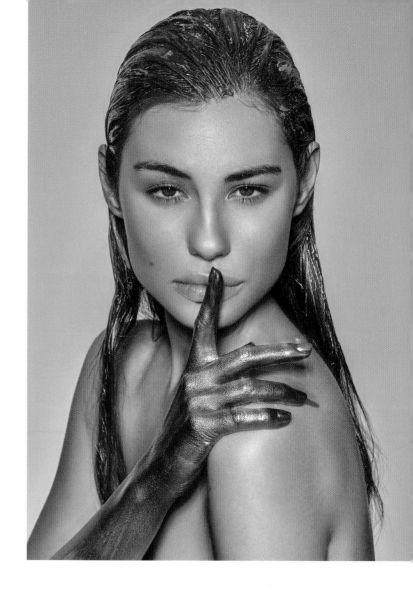

¡Maquilla.T!

Bueno, a modo de resumen general, me queda decirte que este libro, como ya te he dicho, va dirigido a todas aquellas personas que quieren tener unas nociones esenciales de maquillaje o una base para empezar a maquillar e ir experimentando con ello. El mundo del maquillaje es un arte y como tal es simple y complejo, muy básico y muy artístico.

Espero que con estas páginas hayas aprendido a consolidar una buena base para poder hacer lo que quieras. Estos son mis conocimientos y mi manera de maquillar. He tratado de aportar todos los consejos útiles desde mi experiencia como maquilladora.

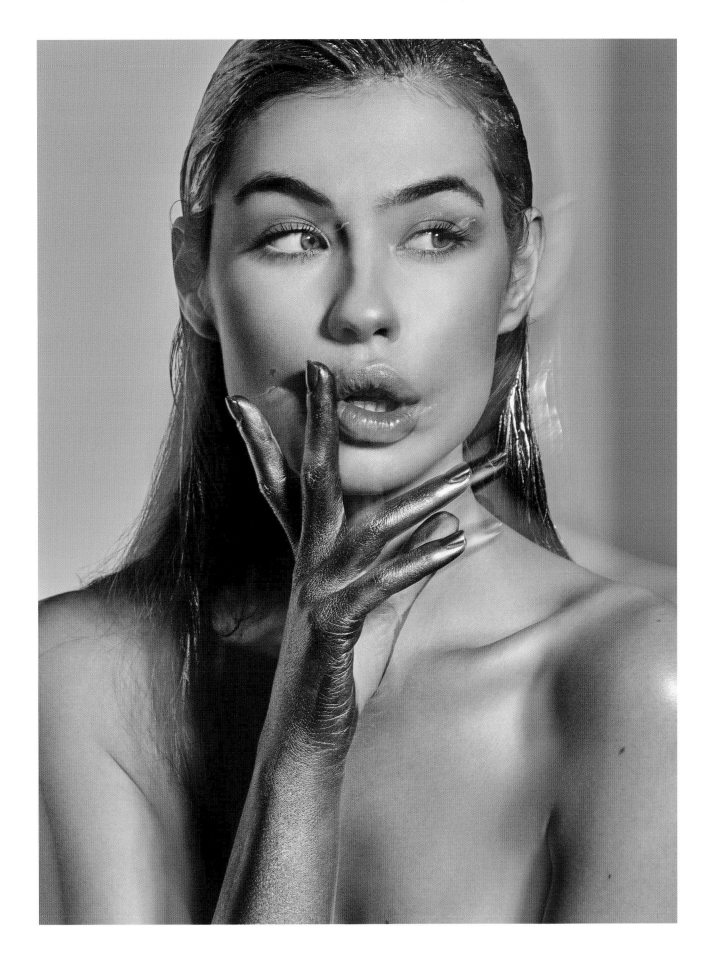

Libertad creativa

Mi principal consejo es que recuerdes que en maquillaje no hay normas ni pasos estrictos con casi nada. Yo, por ejemplo, empiezo casi siempre a maquillar los ojos. Después continúo con la base, pues es lo que menos dura y así no la toqueteo. De esta manera, si mancho la ojera con restos de sombra que caen al ponerla o con algún pigmento, puedo limpiar esa zona sin preocupaciones y sin tener que volver a poner un corrector. Por eso dejo la base para el final, me resulta más práctico. Muchos libros indican que el primer paso es aplicar la base y, como ves, no es necesario. Obviamente, por lógica, sí que hay algunas normas, como poner la crema hidratante lo primero, pero después puedes continuar de la forma que mejor te venga.

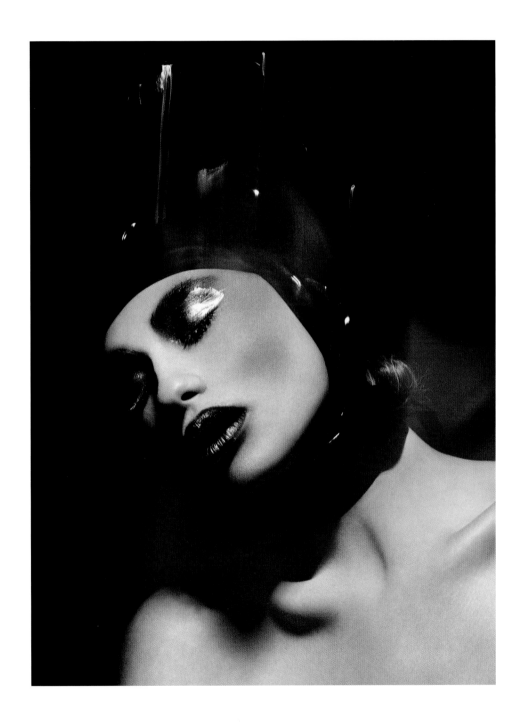

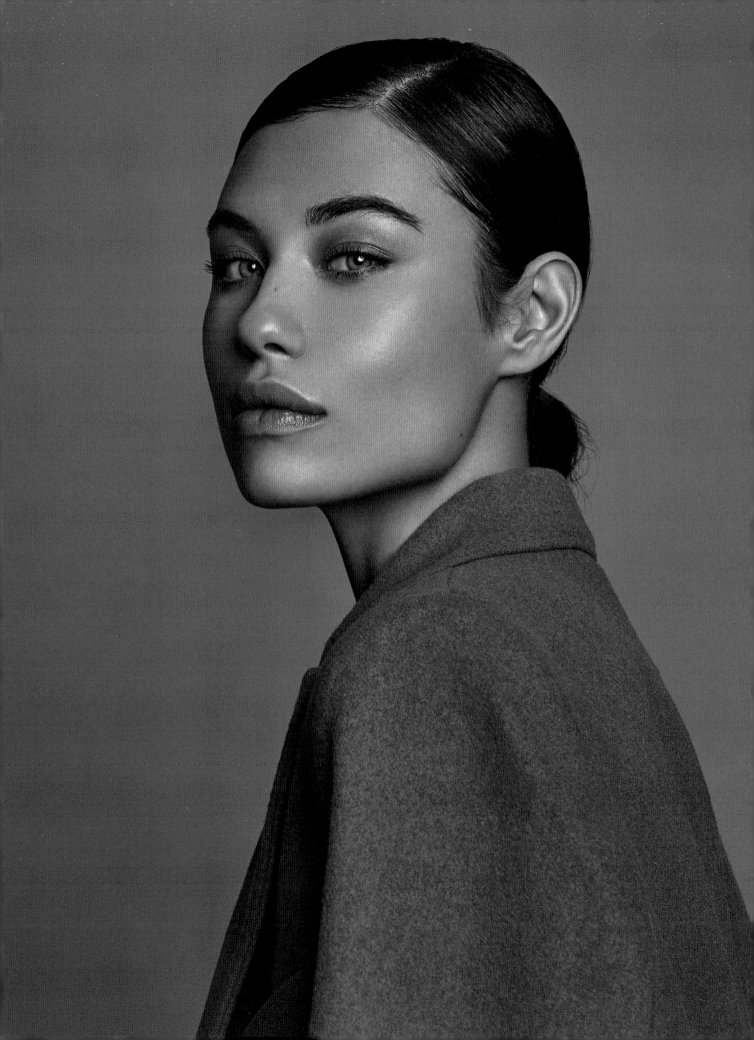

Conceptos claros

Para resumir, estaría bien que te hayas quedado con algunos conceptos claros como, por ejemplo, el cuidado de la piel, pues es fundamental y básico. Por dentro, con una dieta equilibrada y deporte, y por fuera, con distintos productos y tratamientos. Cuanto más cuides la piel menos necesidad de maquillaje o más fácil lo tendrás para lucir una piel bonita. Tienes que recordar que la limpieza de la piel también es importante para eliminar impurezas y dejar que respire.

Si limpias bien la piel a diario, no va sufrir con el maquillaje. No se te va a estropear y tampoco saldrán impurezas si eliges una base de maquillaje adecuada a tu tipo piel. Luego procura retirarla correctamente. No obstante, hoy en día, gracias a las fórmulas de las bases de maquillaje se consigue proteger la piel de factores externos como el frío o el sol, así que no tengas miedo de utilizarlas a diario si te apetece.

/11/ TRUCOS

La magia del maquillaje

Para mí la magia de un maquillaje bien hecho es cuando pasan un par de horas y este se ha adaptado ya a tu piel como si formara parte de ti. Si tienes que pasar muchas horas al día maquillada, puedes llevar un espray de agua termal para refrescar tu maquillaje a mediodía. Si llevas polvos, una vez que se seque el agua, aplícate una nueva capa y tu piel se sentirá como recién maquillada. Puedes hacer lo mismo con el colorete, porque después de unas horas suele perder intensidad.

Los ojos bien trabajados no deberían retocarse durante prácticamente todo el día. Es decir, puedes prescindir del retoque, a excepción de algún lápiz de ojos, porque igual se atenúa la línea del agua (raya interna del ojo), que generalmente suele perder intensidad con la humedad del ojo. Si este fuera el caso, tienes que repasarla después de unas horas para recuperar intensidad.

El maquillaje de los labios es el primeros en desaparecer en el caso de no utilizar labiales de larga duración y, aun usando estos, es necesario volver a retocarlos. Por tanto, conviene que los repases cada vez que lo necesites. Si llevas muchas horas con el labial puesto, aunque no se elimine del todo, es aconsejable quitarlo y volver a pintarte para que la boca quede perfecta, ya que cuando pasan las horas se suele resecar o acumular más en ciertas zonas, como en las comisuras o en la mitad del labio.

Con estos consejos llevarás tu maquillaje siempre perfecto.

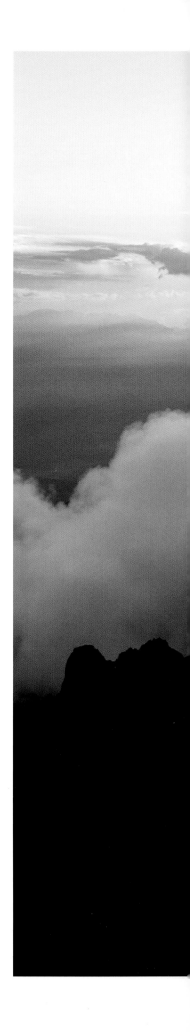

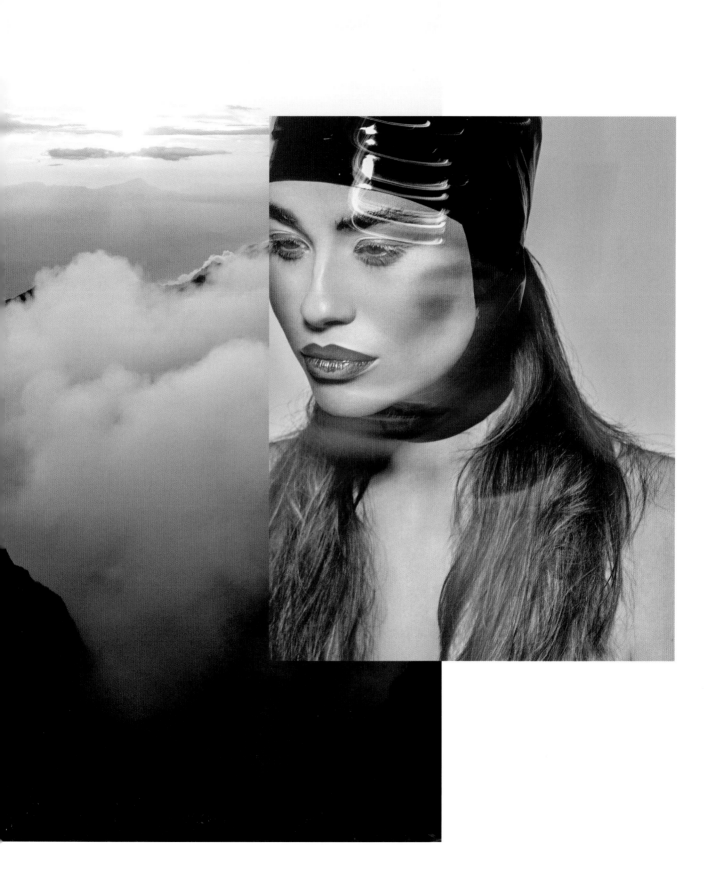

/12/
Kit esencial

Un neceser ideal de maquillaje

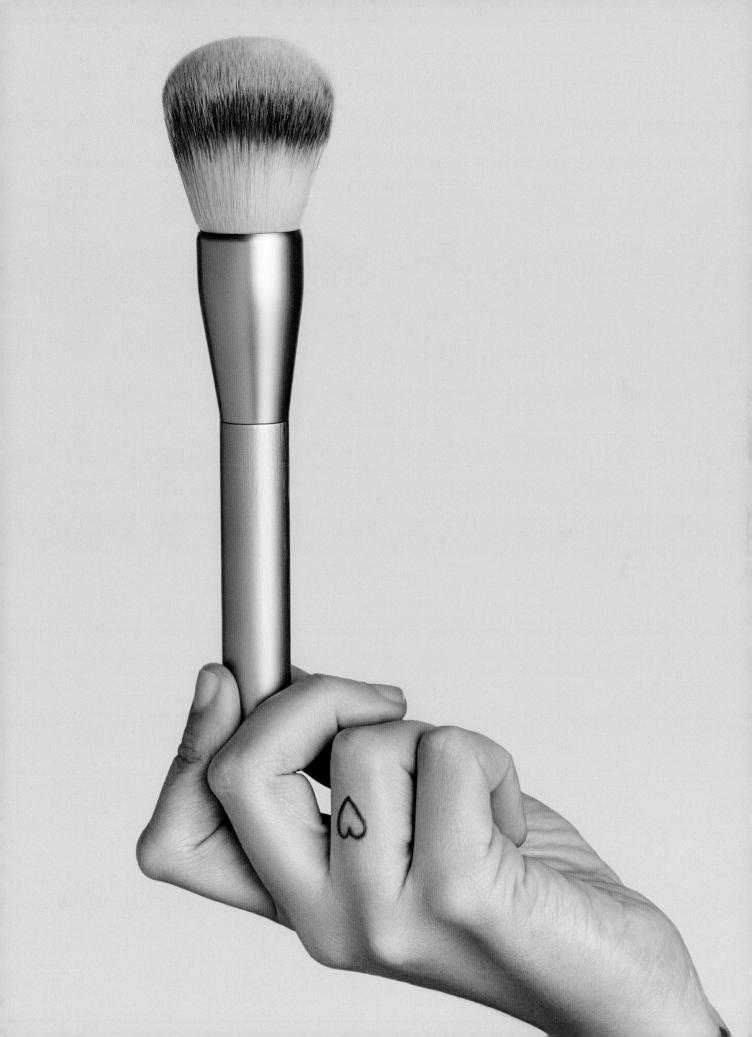

/12/ KIT ESENCIAL

Un neceser ideal de maquillaje

En el primer capítulo te he contado cuáles eran para mí los utensilios a tener en cuenta a la hora de maquillar. Ahora en estas páginas voy a añadir lo necesario para que dispongas de un buen kit de maquillaje. Un neceser donde tengas todo a mano para maquillarte y que te ofrezca muchas opciones para jugar con tu rostro. Te voy a nombrar los elementos básicos, aunque según vayas aprendiendo y experimentando, tanto en ti como en los demás, puedes añadir muchos más productos.

Como te decía, a este listado habría que sumarle los pinceles, los bastoncitos, las pinzas de depilar, los sacapuntas y el líquido limpiapinceles. Además, siempre debemos tener a mano jabón, clínex o toallitas para limpiar nuestras manos de maquillaje. Yo, por ejemplo, me pongo la base en el dorso de la mano y de ahí la voy cogiendo con el pincel para después aplicarla poco a poco. En el dorso también quito el exceso de polvo de las brochas, de eyeliner o de cualquier producto, y para evitar mancharme o manchar a alguien, cuando termino de aplicarlo, me lavo la mano y continúo el maquillaje.

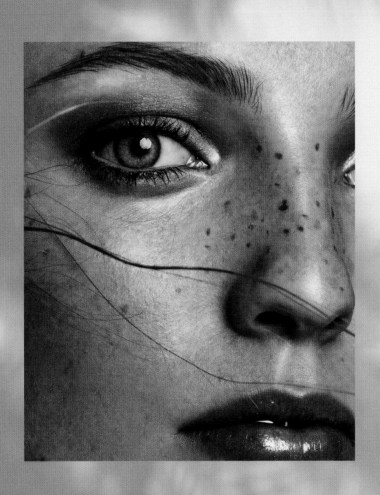

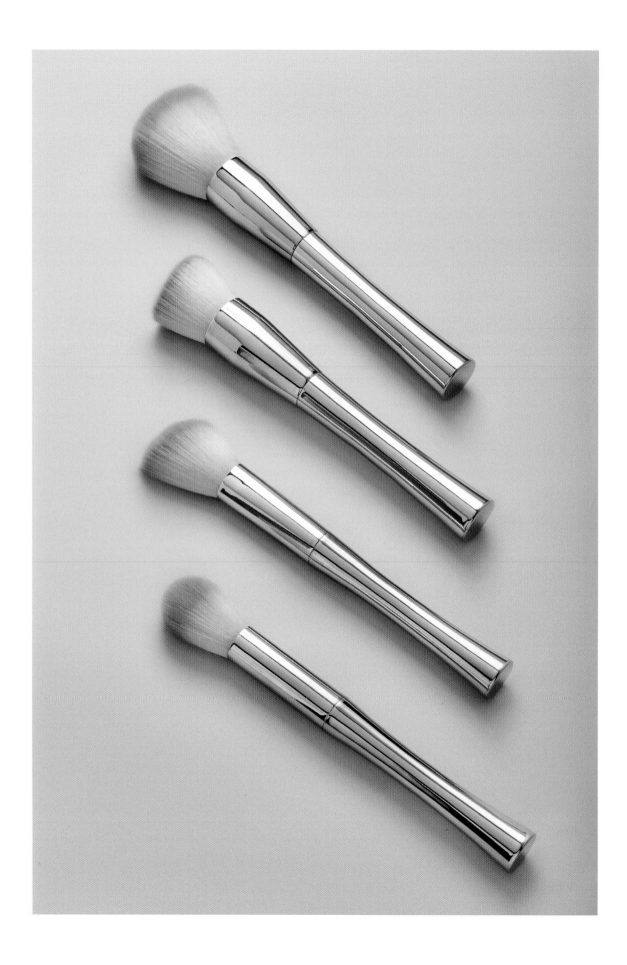

En este kit no se te debe olvidar:

01. Una crema hidratante o iluminadora para aplicar antes de la base de maquillaje.

02. La base de maquillaje.

03. El corrector, ya sabes que si tienes pequeñas imperfecciones que no consigues cubrir con la base no es necesario que utilices una muy cubriente, sino que puedes tapar esas imperfecciones con un corrector del tono de la base y después las ojeras y puntos de luz con un medio tono más claro.

04. Los polvos no son obligatorios, pero sí es conveniente en pieles más grasas para que el maquillaje se fije mejor aumentando así su duración. Además los polvos con tono marrón los puedes poner para marcar los contornos y dar volumen al rostro o para añadir color a la piel dejando un aspecto bronceado.

05. El rubor o colorete para dar aspecto saludable al rostro.

06. El iluminador es opcional, pero no es mala idea incluir alguno de la textura que más te guste para dar mayor brillo al rostro. Si es estilo gloss, proporciona además un aspecto más jugoso al rostro.

07. Máscara de pestañas, recuerda que si la trabajas bien y no quieres maquillarte más los ojos, puedes prescindir de sombras, lápices, eyeliner…

08. Lápiz de cejas, solo en caso de que haga falta rellenarlas o perfeccionarlas.

09. Un labial, el que más te guste: barra, brillo, hidratante, un perfilador…

Con todas estas cosas tienes el kit básico para maquillarte cada día e ir ideal a cualquier lugar. Dependiendo de lo que te maquilles, añade sombras, eyeliner, lápices, etcétera, a tu elección y gusto. Así puedes variar tu maquillaje dependiendo de cada ocasión. Pero esto sería un kit de básicos para tener buena cara a diario, sin necesidad de muchas cosas ni de elaborar maquillajes complicados. Como te he dicho, en función de tu gusto o necesidades irás añadiendo más cosas a tu neceser.

Gracias.

En primer lugar quiero agradecer a mi familia por todo el apoyo incondicional desde el minuto cero en que dije que me quería dedicar a esto.

Quiero y debo agradecer a tanta gente que me ha apoyado que espero que no se me escape nadie.

Empiezo por mi editor, Gonzalo, que apostó por mí. Gracias por tanta paciencia. Gracias a todo su equipo editorial, que me ha ayudado en todo el proceso: Mónica, Iñaki, Igor...

A Núria, por aguantar los comienzos que no fueron fáciles. A José Herrera.

A mis chicas Mr. Pérez, por estar allí siempre de manera incondicional: Paulins, Didi, Regi, Roton.

A mi «musa» y amiga Blanca, gracias por ofrecerte y participar sin dudarlo ni un solo momento, eres preciosa por fuera y por dentro. Gracias, mi pequeño poni.

Gracias a todos los fotógrafos que habéis colaborado, por ser la mitad de este libro, por la magia de vuestras fotos, por las ganas, por estar en esto y lograr transmitir mi visión. Gracias porque, a pesar de estar sobrepasados, aceptasteis el proyecto con entusiasmo y a la vista está el magnífico resultado.

Valero, gracias por tanto, tu equipo: Pedro, Andrés y cactusretouch. A Andrés Maizo, por esos bodegones. A Chesco López. Sergio Borondo, a tu equipo: Maitane Huidobro y Eugenio Vegue, y a Espacio Harley por hacernos un hueco. A Paco Navarro y a Dani, a Edu Gómez. Gracias a todos de corazón.

A Wild managment, Anna Cabestany, Carmen Villanueva, Trend models y Generation models.

A todas las modelos, sin vosotras esto no habría sido posible: Adji, Fuen, Albina Hlukh, María Valentina Viña, Carmen Santacruz, Anna Miñana, Cecilia Gómez, Naida Castel, Teyou, Valentina Zenere, Claudia Roset, Carlota Ille, Shanna Strobbe y Miguel Jiménez.

A Keren y al bonito reencuentro; a Lino, por ayudarme.

A Juancho, por no dejar escapar nada en tu vídeo.

A María, nunca me habría imaginado esa conexión desde el minuto cero, has hecho que todo lo que estaba en mi cabeza se vea reflejado en este proyecto. Habéis hecho magia con vuestro diseño y maqueta haciendo que la realidad supere a la imaginación, María, Paula y Gloria.

A todos mis compañeros de profesión con los que aprendo cada día un poco más.

A toda la gente que ha estado a mi lado y vivido este increíble proceso, por aguantar mis momentos y darme toda la fuerza para continuar.

¡¡¡GRACIAS!!!

Créditos

PORTADA

Fotografía: Valero Rioja
Modelo: Blanca Suarez

FOTÓGRAFOS

Andrés Maizo 18, 21, 22, 25, 163, 166
Chesco López 8, 17, 28-29, 91, 95, 97, 108, 115, 116, 117, 118, 125, 126, 129, 130-131, 142
Edu Gómez 27, 39, 49, 59 (01-03), 63, 104, 105, 153
Paco Navarro 10, 138, 139, 148, 149
Sergio Borondo 41, 70, 71, 98, 99, 106, 107, 112, 113, 122, 123
Shutterstock 52-53, 100-101
Unsplash 19, 41, 64-65, 69, 108, 120, 127, 128, 160- 161, 165
Valero Rioja 13, 14, 31, 33, 34-35, 37, 44, 45, 47, 54, 55, 57, 59 (02-04), 60, 67, 68, 73, 75, 76, 79, 81, 83, 87, 89, 92-93, 102, 103, 110, 111, 132, 135, 136, 141, 145, 147, 150, 154, 155, 157, 158, 161, 165

MODELOS

Adji 31, 34-35, 37, 44, 45, 75, 81, 87
Albina Hlukh 115, 116, 117, 118
Anna Miñana 138, 139, 148, 149
Blanca Suarez 10, 141, 147
Carlota Ille 98, 99, 112, 113, 122, 123
Carmen Santacruz 79, 83, 89, 92-93, 102, 103, 110, 111, 135, 136, 150, 154, 155, 157, 158, 161
Cecilia Gómez 8, 17, 28-29, 91, 95, 97, 108, 125, 126, 129, 130- 131, 142
Claudia Roset 34-35, 67, 68, 165
Fuen Albadalejo .... 34-35, 47, 54, 55, 57, 59(02-04), 76
María Valentina Vina 41, 70, 71, 106, 107
Miguel Jiménez 39, 49, 63, 153
Naida Castel 34-35, 132
Shanna Strobbe 27, 59 (01-03), 104, 105
Teyou 33, 34-35
Valentina Zenere 60, 73, 145

ILUSTRACIONES

María García 78, 85, 121

Este libro se terminó de imprimir
en el mes de julio de 2020